DR. MED. WILFRIED HOHENFORST

DER ENDOMETRIOSE-RATGEBER

Moderne Therapiewege nutzen
Unterleibsschmerzen lindern
Lebensqualität zurückgewinnen

Schmerzen behandeln, nicht aushalten

humboldt

VORWORT

Liebe Leserinnen,

seit mehr als 20 Jahren beschäftige ich mich mit dem Thema Endometriose – zunächst als junger Assistenzarzt in einer großen Endometrioseklinik, später als niedergelassener Arzt in einer Schwerpunktpraxis für Endometriose. In all diesen Jahren hat sich das Wissen über die für viele Menschen noch weitgehend unbekannte gutartige Erkrankung, bei der sich Gebärmutterschleimhaut ähnliche Zellverbände außerhalb der Gebärmutterhöhle befinden, deutlich verändert und weiterentwickelt.

Erst mit der Einführung der minimalinvasiven Chirurgie (MIC) wurde es möglich, durch einen kleinen endoskopischen Eingriff – die Bauchspiegelung oder in der Medizin auch Laparoskopie genannt – einen Meilenstein in der Diagnostik zu erreichen: Aus den bis dahin unklaren Unterbauchschmerzen vieler Frauen wurde nun eine sichtbare Erkrankung.

Bevor es diese Möglichkeit gab, musste man davon ausgehen, dass die Schmerzen im Unterbauch auch von einer Verwachsung beispielsweise nach einer Blinddarmoperation stammen konnten. Oft tappten also behandelnde Ärztinnen und Ärzte selbst im Dunkeln.

Mit der Methode der diagnostischen Bauchspiegelung entwickelten sich auch minimalinvasive Operationstechniken für die Therapie: Endometrioseherde können heute über kleine Schnitte durch Haut und Weichgewebe entfernt oder mittels Laser oder Elektrochirurgie verödet werden. Auch früher undenkbare Darmteilresektionen sind durch diese modernen Techniken möglich geworden.

Unabhängig davon kristallisierte sich zunehmend heraus, dass in den meisten Fällen eine Endometriose stets eine chronisch rezidivierende, also eine wiederkehrende Erkrankung darstellt, die eine entsprechend umfassende Behandlung und zusätzlich begleitende Maßnahmen benötigt.

Dieser Ratgeber soll Ihnen einen Überblick über die heute bekannten Therapieformen und Möglichkeiten ganzheitlicher Behandlungskonzepte aufzeigen, damit Sie individuelle Wege finden, die Schwere Ihrer Beschwerden positiv zu beeinflussen. Dieses Buch ist auch den vielen besorgten Patientinnen gewidmet, die nach der Diagnosestellung Endometriose oft verzweifelt das Internet um Rat fragen und dort mitunter angsteinflößende Überschriften und Inhalte wiederfinden.

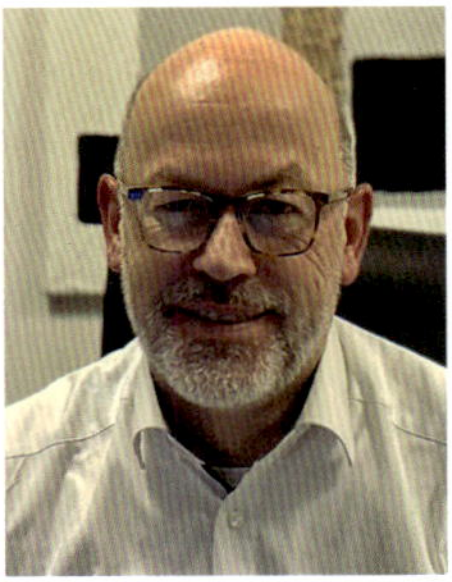

Ich möchte Ihnen die zweithäufigste gutartige Erkrankung bei Frauen mit einfachen Worten näherbringen, über die Zusammenhänge auch mit Blick auf verschiedene Lebensbereiche aufklären und Sie motivieren, sich der Endometriose zu stellen. Und ich möchte Ihnen Mut machen: Auch Sie können die heute verfügbaren Therapieformen für sich nutzen und zusätzlich mit Ihrem eigenen gesundheitsfördernden Verhalten dazu beitragen, eine gute Lebensqualität zu erlangen und zu erhalten.

Viel Spaß beim Lesen und viele Aha-Momente
wünscht Ihnen

Ihr Wilfried Hohenforst

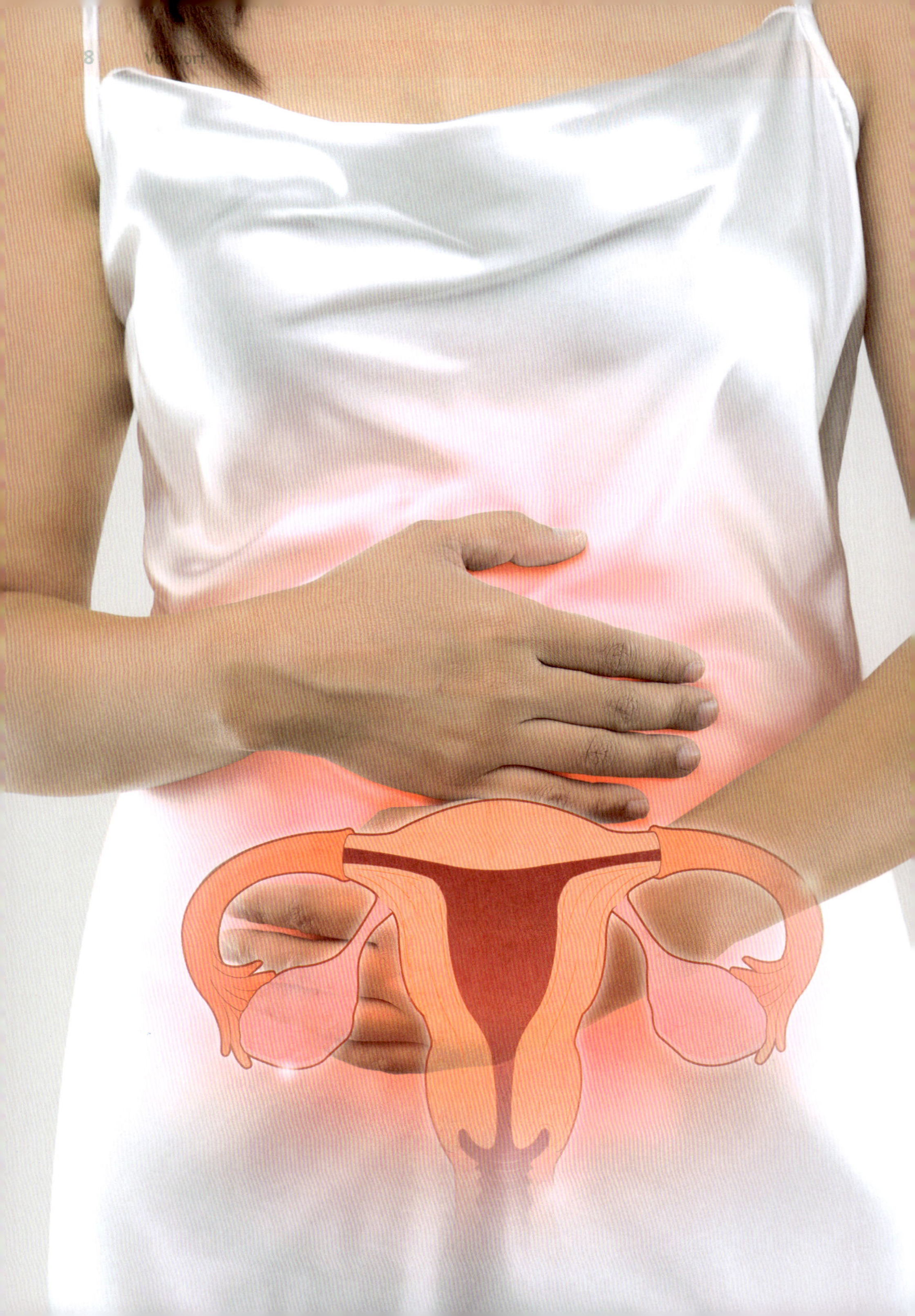

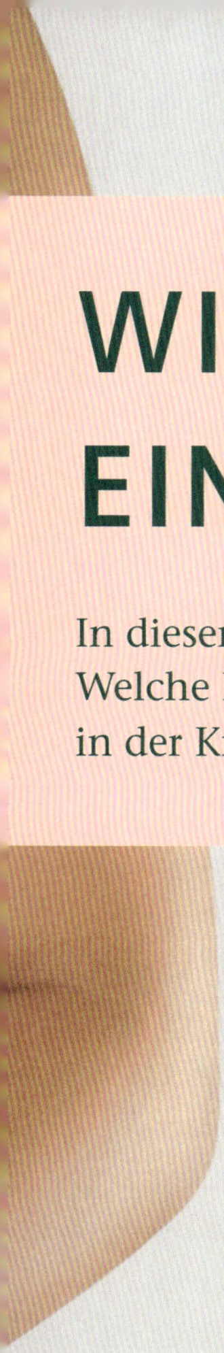

WISSEN: WAS IST EINE ENDOMETRIOSE?

In diesem Kapitel erfahren Sie: Wie wird Endometriose diagnostiziert? Welche Formen werden unterschieden? Und welche Rolle spielt Stress in der Krankheitsentstehung?

Begriffsklärung

Der Begriff Endometriose kommt von der Schleimhaut der Gebärmutter, dem Endometrium. Von der Pubertät bis zur Menopause und damit der letzten Regelblutung blutet diese einmal im Monat ab, was die Menstruation auslöst. Bei Endometriose kommen diese Schleimhautherde jedoch nicht nur in der Gebärmutterhöhle vor, sondern etwa auch im Bereich der Eierstöcke (Ovarien). Zudem können die Zellverbände an der Beckenwand, der Blase, am Darm oder in seltenen Fällen auch im Gehirn und der Muskulatur vorkommen.

Hat nun eine Frau ihre Regelblutung, blutet nicht nur die Schleimhaut der Gebärmutter ab, sondern auch die Schleimhautherde außerhalb der Gebärmutterhöhle bluten. Das kann Schmerzen wie auch Verwachsungen im Bauch zur Folge haben. Es kann zudem zu Blutungen aus der Harnblase oder zu Schmerzen beim Geschlechtsverkehr kommen. Auch die Entstehung von Eierstockzysten ist möglich.

Die Endometriose ist die zweithäufigste gutartige Erkrankung der Frau.

Die Endometriose ist eine gutartige, chronische Erkrankung, obwohl sie sich in ihrer Ausbreitung wie eine bösartige Erkrankung (Krebs) verhält. Die häufigste gutartige Erkrankung der Frau – die Myomentwicklung – verhält sich demgegenüber völlig anders: Myome sind gutartige Geschwülste, die aus Muskelgewebe der Gebärmutter bestehen und dort an vielen Stellen auftreten können. Die einzelnen Myomkerne wachsen in einem unterschiedlichen Tempo, dies jedoch verdrängend und nie infiltrierend. Mit anderen Worten: Ein großes Myom von beispielsweise sieben Zentimetern Durchmesser in der Gebärmutter kann auf Blase oder Darm drücken und diese verdrängen, aber es wächst nicht in diese andere Struktur hinein.

Bei der Endometriose ist dieses leider ganz anders! Als sogenannte infiltrierende Erkrankung hält sie sich nicht an Organgrenzen, sondern wächst in Nachbarorgane hinein, schwerwiegende Symptome sind die Folge: Betroffene Frauen haben z. B. Schmerzen beim Stuhlgang – eine Darmspiegelung fällt jedoch ohne Befund aus, während Endometrioseherde bereits von außen auf den Darm drücken und ihn einengen. Bleibt die Endometriose unentdeckt, wächst sie schließlich in die Darmwand.

In seltenen Fällen bluten Frauen auch aus der Blase oder haben Blut im Urin, ohne die Schmerzen einer Harnwegsentzündung oder typische Entzündungszeichen aufzuweisen. Im schlimmsten Fall werden sie wegen einer vermeintlichen chronischen Blasenentzündung mit Langzeitantibiotika behandelt – bis eine Blasenspiegelung die Klarheit bringt, dass es sich gar nicht um eine Blasenentzündung handelt.

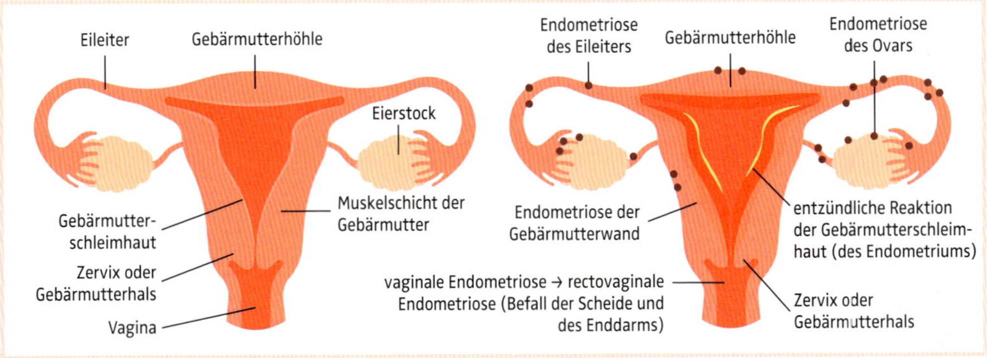

Links ein gesunder Uterus, rechts mit Endometriose

Etwa fünf bis 15 Prozent der Frauen im gebärfähigen Alter leiden nach Angaben der Endometriose Vereinigung Deutschland e. V. unter der Erkrankung. Die häufigsten Leitsymptome sind

- Menstruationsbeschwerden,
- eine verlängerte Regelblutung (siehe Seite 40) oder ein verkürzter Regelzyklus,
- Schmerzen beim Geschlechtsverkehr, beim Stuhlgang und in selten Fällen beim Wasserlassen
- bis hin zu ungewollter Kinderlosigkeit.

Häufig findet sich freie Flüssigkeit in der Peritoneal- beziehungsweise Bauchfellhöhle, vor allem im tiefsten Punkt des Beckens (Douglas-Raum genannt). Diese Flüssigkeit wird beim Verkehr über das Bauchfell bewegt und macht hierdurch Schmerzen. Auch Verwachsungen als Folge von Voroperationen wie etwa einer Blinddarmentfernung können Unterbauchschmerzen verursachen.

Betreffen Endometrioseherde den Eileiter, kann darin die Ursache für einen nicht erfüllten Kinderwunsch liegen. Weitere mögliche Gründe sind eine pH-Wert-Veränderung – was die Beweglichkeit (Motilität) der Eileiter (siehe untenstehende Abbildung) beeinflusst – oder auch Infektionen im kleinen Becken, wie sie z. B. nach einer Chlamydieninfektion entstehen. Alleine durch Verwachsungen und Ovarialzysten kann sich die Wahrscheinlichkeit einer Schwangerschaft ebenfalls verschlechtern.

Die weiblichen Geschlechtsorgane im Querschnitt

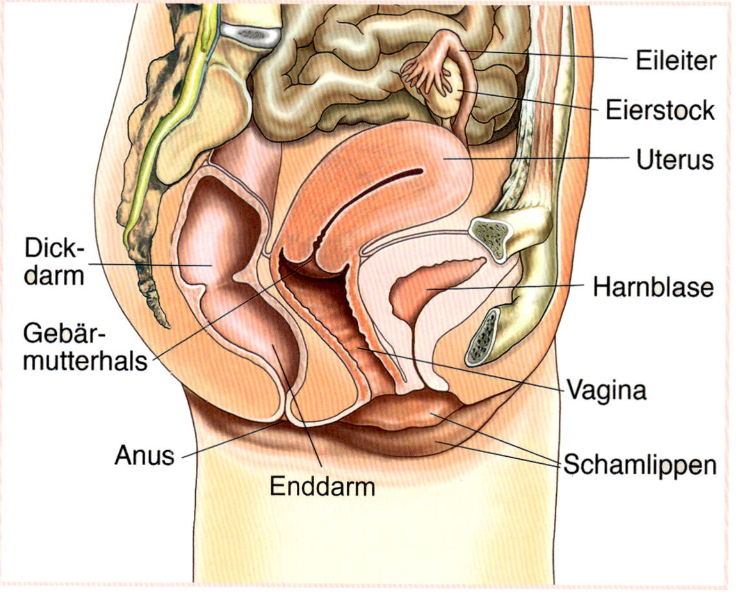

Seltenere Symptome sind Blutbeimengungen auf dem Stuhl sowie Blut im Urin (ohne Vorliegen einer Harnwegsentzündung). Treten diese Beschwerden jedoch auf, kann man leider von einer ausgedehnten Endometrioseerkrankung ausgehen.

Nicht vergessen darf Ihr Frauenarzt, dass Blut- und Schleimauflagerungen beim Stuhlgang auch bei chronisch entzündlichen Darmerkrankungen wie einem Morbus Crohn (der gesamte Verdauungstrakt kann von der Erkrankung betroffen sein) und der Colitis ulcerosa (der Dickdarm ist von den Entzündungen betroffen) auftreten. Hier sollte unbedingt die Abklärung mittels Darmspiegelung durch einen Gastroenterologen erfolgen. Die genannten chronisch entzündlichen Darmerkrankungen treten fast im gleichen Zeitfenster wie eine Endometriose bei der Frau auf. Und leider sind von Morbus Crohn und Colitis ulcerosa oft auch mehr Frauen als Männer betroffen.

Die Entstehungsgeschichte

Warum Frauen überhaupt an einer Endometriose erkranken, ist letztlich nicht genau geklärt. Aktuell existieren zwei Entstehungstheorien, die ich Ihnen hier kurz vorstellen möchte.

Die Keimversprengungstheorie

Bei dieser Theorie geht man davon aus, dass bereits während der Embryonalentwicklung Gewebe aus den drei Keimblättern falsch verteilt wird. Diese Keimversprengungstheorie wird in der Fachliteratur auch Zölom-Metaplasietheorie oder secondary muellerian system (dt. = sekundäres Müllersches System) genannt. Bereits vor mehr als 100 Jahren haben Wissenschaftler dieses Gedankenmodell formuliert.

Hintergrund ist, dass sich die weiblichen Geschlechtsorgane ab der sechsten Woche aus den Müllergängen (lat. = *Ductus paramesonephricus*) entwickeln. Es handelt sich um embryonale Genitalanlagen, die bei *beiden* Geschlechtern vorhanden sind. Während der weiblichen Sexualdifferenzierung entwickeln sich hieraus Gebärmutter, Eileiter und Scheide.

Benannt ist das Müllersche System nach dem deutschen Naturforscher Johannes Peter Müller (1801–1858), der es erstmals beschrieb.

Die Keimblätter = Basis unseres Lebens

Um diese Zusammenhänge besser zu verstehen, muss man wissen, dass der Mensch aus drei Keimblättern besteht:

Ektoderm (das äußere Keimblatt): Aus ihm entstehen die Haut, die Hautanhangsgebilde (wie Haare, Nägel oder Zähne), aber auch das Nervensystem, die Hornhaut und die Linsen der Augen.

Mesoderm (das mittlere Keimblatt): Aus ihm entstehen die Skelettmuskulatur, das Bindewebe, das Herz, die Blut- und Lymphgefäße, die Nieren und inneren Geschlechtsorgane.

Entoderm (das innere Keimblatt): Aus ihm entstehen die Epithelien des Verdauungstraktes, Organe wie Leber, Bauchspeicheldrüse, Schild- und Nebenschilddrüse, die Harnröhre und der Atmungstrakt.

Kommt es bei der Embryonalentwicklung zu einer Versprengung dieser Keimblätter, bilden sich Strukturen an Stellen, wo diese nicht hingehören. Beispielsweise entsteht Gebärmutterschleimhaut im Bauchfell, in der Muskulatur der Gebärmutter statt in ihrer Höhle oder im Eierstock als sogenannte Schokoladenzyste (das geronnene Blut hat die Farbe von flüssiger Schokolade).

> Nach der Keimversprengungstheorie kann die Endometriose ihren Ursprung bereits in der Embryonalentwicklung haben.

Diese Versprengung in ein falsches Organ kommt tatsächlich im inneren Genital gar nicht so selten vor. Eine Besonderheit stellt dabei unter anderem die Dermoidzyste des Eierstocks dar: Öffnet der Pathologe diesen gutartigen Eierstocktumor, findet er darin neben Talg und Haaren gelegentlich sogar Zähne. Deswegen wurde diese Besonderheit früher auch als der „zweite Zwilling“ bezeichnet.

Die Implantationstheorie

Die zweite Theorie zur Entstehung von Endometriose besagt, dass es bei einigen Frauen während der Menstruationsblutung zu einer retrograden Blutung kommt, das heißt: Blut verlässt den Körper nicht nur durch die Scheide, sondern läuft auch über die Eileiter (Tuben) in die freie Bauchhöhle.

Sind in diesem Blut aktive Endometriumzellen und finden diese in der Bauchhöhle ein entsprechendes Umfeld, implantieren sich die Herde an Stellen des Bauchfells (Peritoneum), der Blasen- und Darmoberfläche oder im Bereich der Eierstöcke, um nur einige wenige Lokalisationen zu nennen. Diese heute präferierte Theorie wurde in den 1920er-Jahren von John Albertson Sampson (1873–1946) publiziert.

Was aber spricht nun gegen diese beiden Theorien? Es gibt Patientinnen, bei denen man eine retrograde Menstruation findet, ohne dass sie eine Endometriose entwickeln. Auch findet man generell weniger Endometriose bei sterilisierten Patientinnen (der Weg des Blutes über den Eileiter ist blockiert), ebenso bei Frauen, bei denen die Gebärmutter entfernt wurde. Beide Theorien haben interessante Ansätze und sind derzeit als Arbeitshypothesen in der wissenschaftlichen Erklärung wichtig. Dennoch: Die Pathogenese (griech. genesis = Entstehung) von Endometriose ist bis heute nicht vollständig geklärt. Hierin besteht teils auch die Problematik hinsichtlich einer erfolgreichen Behandlung.

Regelschmerzen und Endometriose

Um die Ursachen von Regelschmerzen allgemein zu verstehen, ist es wichtig, den normalen Ablauf des weiblichen Zyklus zu kennen. Dieser verläuft in drei Phasen: der Follikelphase, der Ovulations- und Luteal- oder Gelbkörperphase. Kommt es nicht zur Empfängnis und findet keine Schwangerschaft statt, schließt sich die Regelblutung an diesen Zyklus an.

Follikelphase: Nach einer Menstruation steigt die Konzentration von Östrogen im Blut an. Östrogen ist das weibliche Geschlechtshormon, welches wichtig auch für den Geschlechtstrieb (Libido) ist. Es sorgt dafür, dass sich die Gebärmutterschleimhaut aufbaut, während in einem der beiden Eierstöcke ein Eibläschen (Follikel) heranreift. Erreicht dieses Eibläschen eine Größe von bis circa 20 Millimeter Durchmesser, kommt es zum Eisprung (Ovulation).

Ovulationsphase (Eisprung): Innerhalb des 28-tägigen Zyklus liegt die fertile Phase, in der eine Schwangerschaft entstehen kann, zwischen dem 10. und 15. Zyklustag – vom ersten Tag der Periode gerechnet.

Die Spermien des Mannes überleben unter normalen Bedingungen drei bis fünf Tage in Scheide und Genitaltrakt. Zum Eisprung kommt es am 12. bis 13. Zyklustag. Die Eizelle wandert dann drei bis vier Tage über den Eileiter in die Gebärmutterhöhle und wird häufig schon im Eileiter befruchtet.

Gelbkörperphase (Lutealphase): Aus dem im Eierstock zurückgebliebenen Follikel bildet sich der sogenannte Corpus luteum oder auch die Gelbkörperzyste. Diese bildet Progesteron, das Gelbkörperhormon, das eine bestehende Schwangerschaft schützt: Die Gebärmutterschleimhaut wird stärker aufgebaut und besser durchblutet.

Bei unbefruchteter Eizelle sinkt der Progesteronspiegel – mit der Regelblutung schwemmt die abgestorbene Zelle aus.

Im Falle einer Befruchtung kann sich der Embryo so besser einnisten und wird mit Nährstoffen von der Mutter versorgt. Findet keine Befruchtung statt, sinkt der Progesteronspiegel ab, die Menstruation setzt ein und ein neuer Zyklus beginnt.

Menstruation: Die Gebärmutter (Uterus) stößt aufgrund des Progesteronabfalls die oberste Schleimhautschicht ab. Für die Auslösung der Menstruationsblutung und die dadurch entstehenden Kontraktionen der Gebärmutter sind Gewebshormone, die sogenannten Prostaglandine, verantwortlich. Vor allem das Prostaglandin F2α (kurz: PGF2α) provoziert eine starke Gefäßverengung, was zur Kontraktion der glatten Uterusmuskulatur führt.

Darüber hinaus haben Prostaglandine einen Einfluss auf den Darm und können während der Menstruation Darmkrämpfe und Durchfälle verursachen. Das Menstruationsblut (Blut und Schleimhautreste) fließt im Normalfall über die Scheide ab, wobei die Blutungsdauer und Blutungsintensität bei jeder Frau unterschiedlich ist.

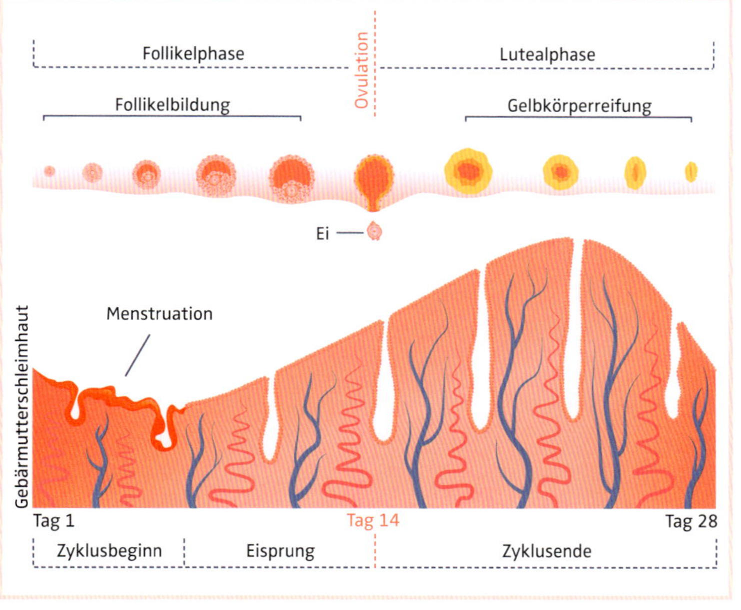

Der Menstruationszyklus erfolgt in drei Phasen

Ist es eine Dysmenorrhoe?

Viele Frauen leiden unter einer sehr schmerzhaften Regelblutung (Dysmenorrhoe), aber liegt hier gleichzeitig eine Endometriose vor? Dem ist nicht so, obwohl die Dysmenorrhoe (dys, griech. = gestört; mensis, lat. = Monat; rhoe, lat. = Fluss) nicht nur eine gestörte und schmerzhafte Monatsblutung bezeichnet, sondern auch als eines der Leitsymptome für Endometriose gilt.

Eine Dysmenorrhoe kann aber auch durch Lageveränderungen der Gebärmutter, z. B. eine Retroflexio uteri (nach hinten ge-

Bei einer Dysmenorrhoe kommt es kurz vor oder während der Menstruationsblutung zu krampf- oder kolikartigen Schmerzen im Unterbauch und Beckenbereich.

kippte Gebärmutter), durch Myome oder Polypen in der Gebärmutter entstehen. Auslöser für die Schmerzen bei Dysmenorrhoe sind Schmerzbotenstoffe, deren Ausschüttung eine krampfartige Kontraktion der Gebärmuttermuskulatur bewirkt.

Viele Endometriosepatientinnen berichten von starken Schmerzen bereits während der ersten Menstruationsblutungen in der Pubertät. Häufig werden diese Symptome bagatellisiert. „Das muss sich erst einmal einspielen", oder: „Das ist bei den ersten Blutungen völlig normal", heißt es oft. Vielen Frauen wird aber auch relativ zügig eine Antibabypille verschrieben, die Symptome tatsächlich zuerst einmal verbessern kann. An eine Endometriose wird aber nur selten gedacht.

Bei Endometriose bestehen die Schmerzen häufig bereits *vor* der eigentlichen Regelblutung und die Phase danach wird sogar gelegentlich als Erleichterung wahrgenommen. Häufig nehmen die Endometrioseschmerzen massiv zu, wenn Patientinnen die Antibabypille absetzen. Dies erklärt sich dadurch, dass alle Pillen eine Auswirkung auf die Höhe der Gebärmutterschleimhaut haben.

Während eine Frau bei natürlicher Verhütung eine Schleimhauthöhe von circa zwölf Millimetern aufweist, haben Patientinnen unter Pilleneinnahme eine Schleimhauthöhe von nur ein bis zwei Millimetern, welches zumeist eine deutlich geringe Blutungsstärke und damit auch eine Reduktion der Regelschmerzen zur Folge hat.

Tatsache ist, dass die Endometriose wie erwähnt häufig bereits im Teenageralter auftritt. Studien hierzu kamen zu dem Ergebnis, dass bei über 60 Prozent jugendlicher Frauen, die sich aufgrund unklarer Unterbauchbeschwerden einer laparoskopischen Schmerzuntersuchung – der Bauchspiegelung – unterzogen, eine Endometriose vorlag. Bei therapieresistenten chronischen Unterbauchschmerzen waren es sogar 75 Prozent, bei Frauen mit einer Dysmenorrhoe 70 Prozent.

Die Autoren dieser Untersuchung fordern weitere Studien, unter anderem um durch eine frühzeitige Diagnostik die Versorgungssituation zu verbessern und ein Fortschreiten der Krankheit im Erwachsenenalter zu verhindern oder zumindest zu verlangsamen. Wichtig ist in jedem Fall: Gerade bei Jugendlichen sollte man Beschwerden, die auf eine Endometriose hinweisen können, ernst nehmen und nicht davon ausgehen, dass diese bei 16- oder 17-jährigen Frauen noch nicht vorkommen kann.

Auch schon bei Teenagern können unklare Unterbauchschmerzen auf eine mögliche Endometriose hinweisen.

Schmerzpatientin oder Drückebergerin?

Tatsächlich trifft eine Endometriose Frauen häufig in der Lebensphase der Schulzeit – eine Phase, die Chancen hinsichtlich der eigenen Orientierung und Erprobung mit Blick auf die Selbstständigkeit und das Berufsleben bietet. Ausgerechnet in dieser wichtigen Phase kommt es mitunter zu häufigen Unterrichtsausfällen, beispielsweise aufgrund von Bauch- und starken Regelschmerzen.

Eltern und Lehrer können diese Situation nicht immer einschätzen und sind entsprechend hilflos: Ist die Schülerin wirklich eine Schmerzpatientin – oder doch eine Drückebergerin? Auch die Betroffenen selbst setzen sich unter Druck, denn der verpasste Unterrichtsstoff muss nachgeholt werden, am Sportunterricht können viele oft gar nicht teilnehmen.

Vorsicht, Internetfalle!

Häufig googlen die Jugendlichen ihre Symptome und stoßen im Internet beispielsweise auf Webseiten, die von einer schweren chronischen Krankheit und damit verbundenen Kinderlosigkeit berichten, ohne dabei auf die vielen Möglichkeiten einer wirksamen Behandlung einzugehen. Hier wimmelt es plötzlich von Mythen, extremen Einzelfallberichten und obskuren Therapieverfahren.

Falsche Informationen und vor allem das Schreckgespenst der Kinderlosigkeit können in eine Angstsituation und auch Depression führen, oft verbunden mit dem großen Gefühl der Hilflosigkeit.

Anstatt von den in der Endometriosetherapie bewährten Medikamenten zu berichten, werden im Netz zudem selten auftretende Nebenwirkungen häufig als selbstverständliche oder zwangsläufige Auswirkung dargestellt. Das verunsichert viele Frauen zusätzlich. Auf der anderen Seite sind Themen wie Sexualität, die Beziehung zum Partner oder das Empfinden der eigenen weiblichen Rolle – man kann es im 21. Jahrhundert eigentlich kaum glauben – auch heute noch oft in unserer Gesellschaft tabuisiert.

Ein weiteres Beispiel: Auch Frauen, die die Pille absetzen, um schwanger zu werden, aber danach eine kontinuierliche Zunahme von Regelschmerzen bemerken, können mitunter von Endometriose betroffen sein. Für einige Patientinnen erzeugt auch diese Situation psychischen Druck. Fragen, die durch den Kopf gehen und dabei im wahren Wortsinn Stress erzeugen, können etwa sein: „Wie viel Zeit habe ich, meinen Kinderwunsch zu erfüllen, wenn die Endometriose zunächst unbehandelt bleibt – geht das überhaupt?“ Oder: „Wie viel Zeit habe ich für meinen Kinderwunsch, wenn ich mich erst auf eine umfassende Behandlung einlasse und die Familienplanung aufschiebe?“

Ein Gedankenkarussell entsteht, dem oft weitere quälende Fragen folgen: „Was mache ich bloß, wenn ich jetzt eine Kinderwunschbehandlung benötige, aber mein Partner und ich sind nicht verheiratet – wer zahlt das?“ Oder: „Sollte ich mich erst beruflich verwirklichen oder muss ich jetzt schnell eine Entscheidung für die Familienplanung treffen, zu der ich aber eigentlich (noch) gar nicht bereit bin?“

Zunehmender negativer Stress bedeutet für den Organismus, sich biologisch auf Kampf- oder Fluchtbereitschaft einzustellen (siehe Seite 22). Dies ist ein entwicklungsgeschichtlich sinnvoller und überlebenssichernder Automatismus, um in Gefahrensituationen durch Anpassungsreaktionen verschiedener Körperfunktionen optimal leistungsfähig zu sein (*Flight-or-fight*-Reaktion): Alles, was nicht in der akuten Alarmsituation überlebensnotwendig ist – wie beispielsweise die Fortpflanzung –, wird in seiner Funktion heruntergefahren.

Auswirkungen einer Östrogendominanz

Insgesamt gibt es viele verschiedene Faktoren, die uns als biologisches System Mensch und die auch die Endometrioseentstehung beeinflussen können. Häufig geht die Erkrankung mit einer Östrogendominanz einher. Östrogene und das körpereigene Hormon Progesteron sind Gegenspieler. Auch beim Mann werden beide Hormone gebildet. Hinsichtlich des Progesterons geht man davon aus, dass es offensichtlich eine wichtige Rolle für die männliche Fruchtbarkeit spielt, konkret für die Spermienaktivität im weiblichen Genitaltrakt.

Östrogene und Progesteron sollten sich stets in einer ausgeglichenen Balance befinden. Kommt es beispielsweise durch Stress und damit einhergehendem Bewegungsmangel zu Übergewicht, und nimmt dadurch das Fettgewebe zu, kann dies dazu führen, dass der Körper aus vorhandenen Fettdepots über bestimmte enzymatische Prozesse (Aromatase) Östrogene herstellt. Die Folge: Es kommt zu einem hormonellen Ungleichgewicht – der Östrogendominanz.

Zu viel Östrogen kann bei Frauen viele verschiedene gynäkologische Erkrankungen verursachen, wie beispielsweise das Wachstum von Myomen, die Entstehung einer Endometriose, von Zysten oder auch Beschwerden des prämenstruellen Syndroms (PMS). Beim PMS kommt es meist in den Tagen vor Beginn der Regelblutung zu Brustspannen, Reizbarkeit, Schlafstörungen, einem Gefühl des Aufgedunsenseins bis hin zu Kopf-, Gelenk- oder Muskelschmerzen.

Darüber hinaus kann zu viel Östrogen bei Patientinnen mit einer hormonempfindlichen Brustkrebserkrankung (Östrogenrezeptor-positives Mammakarzinom) zu einem Wiederauftreten (Rezidiv) oder Wachstumsschub des Tumors führen.

Häufig geht eine Endometriose mit Östrogendominanz einher.

Auch in diesen Fällen muss eine Östrogendominanz behandelt werden: Abhängig von der Lebensphase der Patientin z. B. durch Antiöstrogene wie Tamoxifen, Aromatasehemmer wie Anastrozol oder durch Arzneistoffe, die chemisch ähnlich dem körpereigenen, die Fruchtbarkeitshormone stimulierenden Gonadotropin-Releasing-Hormon (GnRH) aufgebaut sind: GNRH-Analoga (siehe Seite 58) in Kombination mit Tamoxifen.

Hohe Östrogenwerte beeinflussen auch das bekannte Hormon Insulin, das unter anderem den Blutzucker reguliert. Hierdurch kommt es zu Schwankungen im Blutzuckerspiegel und mitunter zu einer Insulinresistenz. Ein Teufelskreis entsteht: Das hormonelle Ungleichgewicht zwischen zu viel Östrogen und einem normalen Progesteronspiegel kann die Fruchtbarkeit der Frau reduzieren. Denn durch eine Insulinresistenz werden der Eisprung – und damit die Möglichkeit, schwanger zu werden – negativ beeinflusst. Eine weitere Stresssituation für betroffene Frauen.

Stress und Endometriose

Der Mensch hat aufgrund seiner Ätiologie als Säugetier einige Schutzmechanismen, die für den Menschen in der Neuzeit negative Folgen haben können. Für die Stressreaktion bedeutet das: Begibt sich der Mensch unfreiwillig in eine Gefahren- oder Stresssituation, wird der Sympathikus aktiviert.

Vereinfacht gesagt ist der Sympathikus für die Aktivitätssteigerung des Organismus zuständig (*Flight-or-fight*-Reaktion = Kampf oder Flucht), während der Gegenspieler Parasympathikus für die Regenerations- und Ruhephasen (*Rest-and-digest-Reaktion* = Ruhe und Verdauung) zuständig ist. Die sympathischen Stresshormone sind hierbei Adrenalin, Noradrenalin und Cortisol.

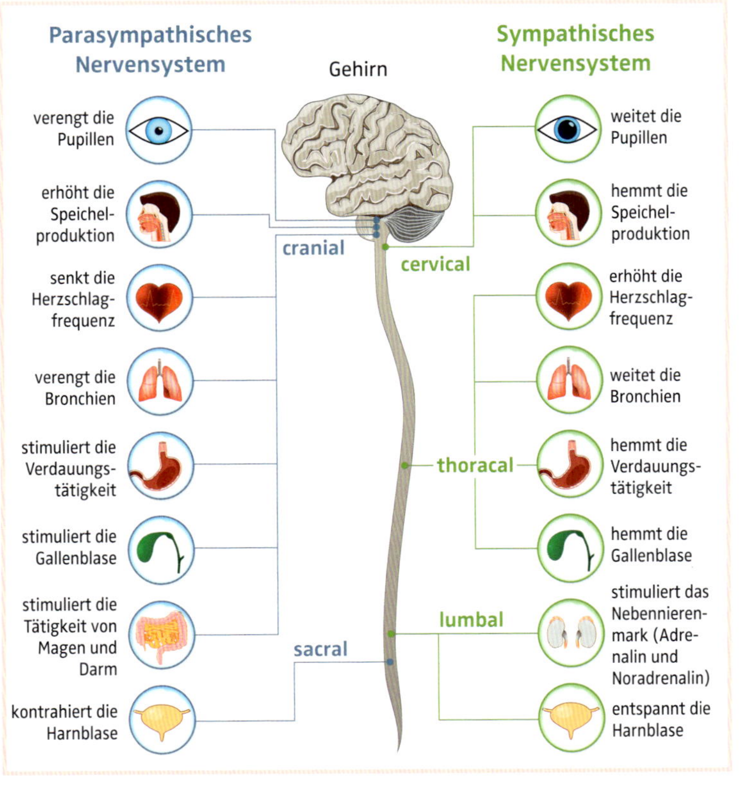

Sympathikus und Parasympathikus sind Teil des vegetativen Nervensystems. Sie sind funktionell gesehen meist Gegenspieler

Adrenalin, Noradrenalin und Cortisol

Der Mensch schaltet also in den Überlebensmodus. Stresshormone wie Adrenalin und Noradrenalin werden ausgeschüttet, die Herz- und Atemfrequenz wird erhöht, der Muskeltonus nimmt zu. Auch der Blutdruck steigt, um mithilfe einer verbesserten Durchblutung die Skelettmuskulatur auf intensive Bewegung (Kampf oder Flucht) vorzubereiten. Der Blutzuckerspiegel steigt ebenfalls, um für die vermeintliche Gefahrensituation genügend Energie bereitzustellen.

Alle Funktionen, die im Moment nicht wichtig sind, werden dagegen gehemmt, dazu gehört z. B. auch die Verdauungstätigkeit. Bei einer kurzfristigen Aktivierung sind diese *Flight-or-fight*-Mechanismen in einer akuten Stresssituation lebensnotwendig, führen aber bei einem andauernden Fortbestehen des erhöhten Erregungsniveaus zu einer Schädigung etwa des Immunsystems, zu einer Beeinflussung des Stoffwechsels und der Fruchtbarkeit von Frauen und Männern (Fertilität).

Ferner führt anhaltender Stress zu einer Ausschüttung von Cortisol aus der Nebennierenrinde. Diese wird über die sogenannte Hypothalamus-Hypophysen-Nebennieren-Achse (HPA-Achse) reguliert.

Kurzfristig aktiviert macht uns das Stresshormon Cortisol leistungsfähig und kann die Konzentration verbessern. Bei einer langfristig hohen Cortisolausschüttung jedoch gehören Übergewicht, Bluthochdruck, Herzerkrankungen, Diabetes, Knochenschwund (Osteoporose), der Abbau von Muskulatur sowie Schlaf- und Zyklusstörungen zu den Folgen. Cortisol führt ferner zu einer Schwächung des Immunsystems und damit zu einer erhöhten Neigung für Infektionskrankheiten.

Prolaktin – das Schwangerschaftshormon

Prolaktin wird bei großem Stress vermehrt von der Hirnanhangsdrüse produziert.

Ein weiteres Hormon, das unter Stress vermehrt von der Hirnanhangsdrüse (Hypophyse) produziert wird, ist Prolaktin. Es wird im Regelfall für die Entwicklung der Brustdrüse in der Schwangerschaft und für die Milchproduktion der Mutter nach der Geburt benötigt. Bei hoher körperlicher oder seelischer Belastung steigt der Prolaktinspiegel an.

Auch Männer verfügen über dieses Hormon, die Spiegel steigen beispielsweise unmittelbar vor einem Orgasmus wie auch bei Stresssituationen deutlich an. Bei Frauen hat Prolaktin eine enorme Wirkung auf den Zyklus und ist für dessen normalen Ablauf nötig. Erhöhte Werte etwa in der Stillzeit machen durchaus Sinn, denn die Eireifung wird durch hohes Prolaktin unterdrückt.

Während der Stillzeit bleibt deswegen bei vielen Frauen (die in den ersten Monaten voll stillen) die Regelblutung aus. Die Fruchtbarkeit ist in dieser Zeit deutlich reduziert. Ergebnisse einer Studie der Weltgesundheitsorganisation (WHO) zeigten, dass es unter idealen Bedingungen nur zu einer Schwangerschaft je 200 stillende Mütter kam.

Erhöhte Konzentrationen von Prolaktin führen zu einer Unterdrückung von Eizellreifung und Eisprung (Ovulation).

Zu einer verstärkten Ausschüttung von Prolaktin (Hyperprolaktinämie) führen neben Stress auch Antidepressiva, bestimmte blutdrucksenkende Medikamente, einige Schmerzmittel (mit morphinähnlichen Inhaltsstoffen), Medikamente zur Behandlung von Krampfanfällen (Dopaminantagonisten), der regelmäßige Gebrauch von Marihuana, eine Schilddrüsenunterfunktion oder ein Hypophysentumor (Prolaktinom).

Weitere Folgen von hohen Prolaktinwerten sind Spannungsgefühle in der Brust, bei einigen Frauen auch ein Milchfluss (Galaktorrhoe) außerhalb der Stillzeit und Zyklusstörungen bis zum vollständigen Ausbleiben der Regel (Amenorrhoe) und letztendlich Unfruchtbarkeit.

Der Grund hierfür ist, dass durch die hohen Prolaktinwerte im Zwischenhirn weniger Gonadotropin-Releasing-Hormon (GNRH) ausgeschüttet wird und dadurch wiederum auch weniger Fruchtbarkeitshormone: follikelstimulierendes Hormon (FSH) sowie luteinisierendes Hormon (LH), welches den Eisprung auslöst.

Prolaktin bei der Frau

Normwerte: 2–25 ng/ml

Grenzbereich: 25–200 ng/ml

pathologischer Bereich: >200 ng/ml

Bei krankhaft erhöhten Prolaktinwerten muss ein Hypophysentumor ausgeschlossen werden.

Der Gegenspieler: Dopamin

Der hormonelle Gegenspieler des Prolaktins ist das Hormon Dopamin, welches man in der Therapie einer Hyperprolaktinämie – also bei erhöhten Konzentrationen von Prolaktin – in Form von Dopaminagonisten einsetzt. Dabei handelt es sich um Wirkstoffe, die ebenso wie das körpereigene Dopamin über die Fähigkeit verfügen, bestimmte Rezeptoren zu stimulieren, um die Prolaktinkonzentration zu senken. Dazu gehören z. B. Bromocriptin, Cabergolin (beide werden auch zum Abstillen verwendet), Lisurid und Pergolid.

Dopaminagonisten werden neben der Behandlung einer Hyperprolaktinämie auch in der Therapie der Parkinsonerkrankung sowie des Restless Legs Syndroms (RLS) verwendet – einer Erkrankung des Nervensystems mit Bewegungsunruhe und Missempfindungen in den Beinen.

Ganzheitlich betrachtet sind für die Verbesserung von Endometriosebeschwerden der nachhaltige Stressabbau, die Reduktion von Gewicht, eine ausgewogene Ernährung, genügend Schlaf sowie sportliche Betätigung essenziell. Wie man diesbezüglich umfassend den eigenen Lebensstil verändern kann, werden wir in den nächsten Kapiteln besprechen (ab Seite 115) und so versuchen, mit weniger Aufwand eine optimale Lebensqualität zu erreichen.

Besonderheiten der Diagnostik

Patientinnen sehen oft eine große Menge von Problemen auf sich hereinprasseln. So fühlt sich auch ein Bergsteiger, der aus der Ferne den Mount Everest sieht. Ist so ein Berg überhaupt zu bezwingen? Mit Blick auf die Endometriose darf ich Ihnen sagen: Ja, es ist möglich!

Um beim Bild des Bergsteigers zu bleiben: Um diesen Berg zu besteigen, benötigt man eine gute Vorbereitung, ein gutes Team und in jedem Fall mehrere Basislager. Es geht also darum, dass Sie nicht den aufgetürmten Berg als Ganzes betrachten und in Angst verfallen, sondern sich mit einem Team aus Ärzten und gegebenenfalls Psychologen und Schmerztherapeuten das individuelle „Basislager“ einrichten.

Gerade bei chronischen und wiederkehrenden Erkrankungen zählt nicht der kurze Behandlungserfolg, sondern eine langfristige Strategie. Bedenken Sie dabei auch, dass eine chronische Erkrankung, die vielleicht sieben Jahre Zeit hatte, sich in Ihrem Körper auszubereiten, nicht in sieben Wochen ausreichend behandelt werden kann. Haben Sie Geduld und Vertrauen, auch in eine vielleicht neue Therapie, und geben Sie Ihrem Körper und sich selbst ein wenig Zeit.

Ziel jeder Therapie ist ein für die jeweilige Patientin passgenaues Behandlungskonzept.

Eine wichtige Basis in der Diagnostik ist das Gespräch. Durch gezielte Befragung wird die Krankheitsgeschichte erhoben (Anamnese). Aspekte wie Regelbeschwerden, Stuhlgang oder auch Fragen nach der Sexualität geben wertvolle Hinweise, ob es sich im individuellen Fall tatsächlich um eine Endometriose handeln könnte.

Checkliste: Welche Symptome sprechen für eine Endometriose?

- Haben Sie eine schmerzhafte Regelblutung?
- Traten die Schmerzen bereits bei den ersten Perioden auf?
- Wann setzen die Regelschmerzen ein: vor der eigentlichen Blutung, mit der Blutung oder Tage nach der Blutung?
- Haben Sie die Pille abgesetzt und sich seitdem die Regelschmerzen verstärkt?
- Haben Sie Schmerzen beim Geschlechtsverkehr und wenn ja: Sind diese Schmerzen von der Position abhängig?
- Wo treten beim Geschlechtsverkehr die Schmerzen auf: am Scheideneingang oder tief in der Scheide und im Bereich des Darms?

▶▶

- Werden Sie aufgrund eines unerfüllten Kinderwunsches hormonell behandelt und hat Ihr Frauenarzt bei Ihnen freie Flüssigkeit in der Bauchhöhle gefunden (diese kann sich durch die hormonelle Stimulation bei einer Kinderwunschbehandlung bilden)?
- Haben Sie Durchfälle mit Schleim- oder Blutauflagerungen auf dem Stuhlgang oder Blutbeimengungen im Urin (außerhalb der Periode)?
- Wenn eine oder mehrere dieser Fragen auf Sie zutreffen, informieren Sie bitte Ihren behandelnden Arzt.

Vaginal-rektale Untersuchung

Die vaginale (über die Scheide) und rektale (über den Enddarm) Untersuchung kann bei einer bestehenden Endometriose unangenehm oder auch schmerzhaft sein. Verwendet wird ein zweigeteiltes Instrument, das Spekulum, um die Scheidenwände und den Muttermund betrachten zu können. In seltenen Fällen sieht man bereits beim Einführen kleine bräunliche Knötchen, die Endometrioseherde in der Scheide darstellen.

Bei der vaginalen Untersuchung kann man bei Endometriose auch eine knotige Struktur im Douglas-Raum (siehe Seite 12), im Bereich der Gebärmutterbänder oder der Beckenwand tasten. Eine verminderte Beweglichkeit der Gebärmutter oder das vorsichtige Auslösen einer Schmerzsensation bei der Untersuchung geben weitere Hinweise.

Um die dünne bindegewebige Struktur abzutasten, die hintere Scheidenwand und die Wand des Enddarms (auch Rektum oder Mastdarm genannt) voneinander trennt – das sogenannte Septum rektovaginale –, führt der mit medizinischen Untersuchungshandschuhen ausgestatte Untersucher den Zeigefinger in die Vagina und den Mittelfinger in das Rektum ein. Eine Endometriose in diesem Bereich infiltriert in eine Tiefe von fünf Millimetern und mehr. In diesen Fällen besteht leider auch die Gefahr, dass die Herde weiter bis in den Darm hineinwachsen.

Unentdeckte Herde der Scheidenhinterwand können in den Darm hineinwachsen.

Unabhängig davon kann der Behandler auch entzündliche Darmerkrankungen wie einen Morbus Crohn oder eine Colitis ulcerosa entdecken. Besteht ein entsprechender Verdacht, kann eine Darmspiegelung (siehe Seite 34) für Klarheit sorgen.

Die rektovaginale Endometriose

Da sich diese Endometrioseform im Becken vom Enddarm über die Scheide in die Beckenwände ausbreitet, handelt es sich um die schwerwiegendste Erkrankungsform. Den Patientinnen bereitet sie große Schmerzen bei der Darmentleerung, der Regelblutung und beim Geschlechtsverkehr.

Eine Operation der rektovaginalen Endometriose muss gut geplant werden (Darmspiegelung vorab, gegebenenfalls eine Schienung der Harnleiter durch die entsprechenden Fachspezialisten und so weiter). Auch sollten in jedem Fall die Nieren vor einem Eingriff mittels Ultraschall untersucht werden. Bei einer Infiltration in die Beckenwände sind auch die Harnleiter genau zu untersuchen und natürlich zu schonen.

Sind Dick- oder/und Enddarm befallen, kann in seltenen Fällen ein künstlicher Darmausgang durch die Bauchdecke (Anus praeter) notwendig werden. Aus diesen Gründen benötigen solche Operationen ein erfahrenes OP-Team in darauf spezialisierten Kliniken und Endometriosezentren. Das Ziel: Entfernung aller für das Auge sichtbaren Herde.

Alle Patientinnen sollten nach umfangreicher Operation hormonell nachbehandelt werden, wenn nicht ein unmittelbarer Kinderwunsch besteht. Grundsätzlich sollten bei dieser ausgeprägten Form der Endometriose auch Angebote zur Rehabilitation genutzt werden.

Vaginale Ultraschalluntersuchung

Mithilfe einer Ultraschalluntersuchung durch die Scheide (Vaginalsonde) als diagnostische Methode können neben der Gebärmutter und den Eierstöcken bei Bedarf auch weitere Organe wie etwa die Nieren beurteilt werden. Zwar lässt sich im Unterschied zur Bauchspiegelung mit dem Ultraschall (Sonographie) eine Endometriose nicht eindeutig identifizieren, jedoch ist die Untersuchung leicht durchführbar und gibt wichtige Hinweise beispielsweise zur Lage der Gebärmutter, zu Auffälligkeiten der Eierstöcke oder auch Entzündungszeichen.

Die vaginale Ultraschalluntersuchung

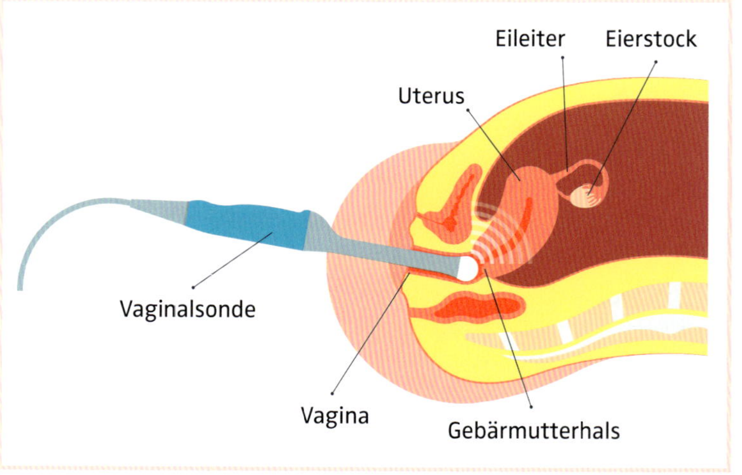

Bereits beim vorsichtigen Einführen der Vaginalsonde können auftretende Schmerzen in der Scheide oder dem Bauchraum bemerkt werden. Beim Bewegen der Ultraschallsonde kombiniert mit einer Tastuntersuchung kann man zudem prüfen, ob sich die Harnblase gut gegen die Gebärmutter bewegen lässt.

Auch eingeblutete Eierstockzysten (siehe rechtsstehende Abbildung), die wegen ihres dunklen Inhalts Schokoladenzysten genannt werden, oder freie Flüssigkeit im tiefsten Punkt des Beckens (Douglas-Raum) kann die Ultraschalluntersuchung aufdecken. Schokoladenzysten können durch eine Endometriose verursacht sein, sind allerdings nicht beweisend für die Erkrankung.

Auch freie Flüssigkeit im Becken kann aus anderen Gründen auftreten, z. B. bei einer retrograden Menstruation, bei der die Periodenblutung über die Eileiter in die Bauchhöhle erfolgt. Nach geplatzten Ovarialzysten oder etwa bei Herz- oder Krebserkrankungen kann es ebenfalls zu Flüssigkeitsansammlungen im Bauchraum kommen. Für Ihren Frauenarzt ergibt sich aus Anamnese, Tast- und Ultraschallbefund sowie der Beweglichkeit der Strukturen sowie der Untersuchung etwaiger Schmerzpunkte ein gutes Gesamtbild für das weitere Vorgehen.

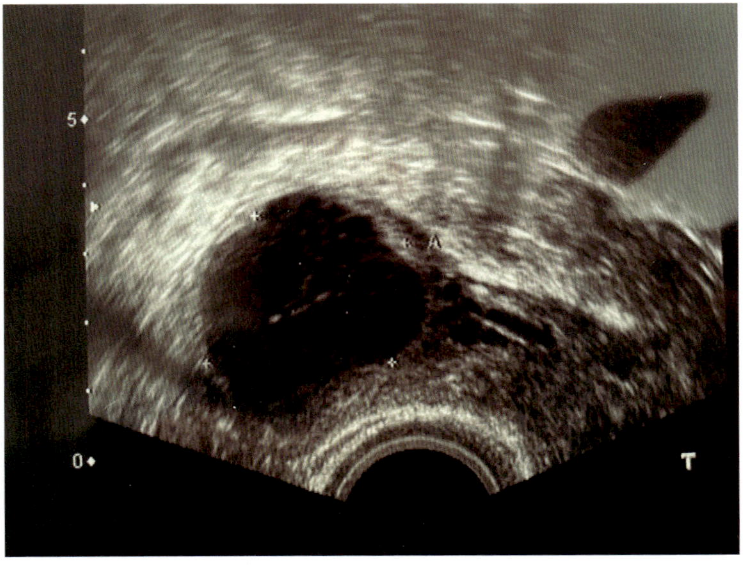

Eingeblutete Eierstockzyste im vaginalen Ultraschall (als dunkle Fläche zu sehen). Aufgrund ihres dickflüssigen Inhalts auch Schokoladenzysten genannt, können solche Zysten mehrere Zentimeter groß sein.

Bauchspiegelung (LSK)

Die Bauchspiegelung ist fester Bestandteil in der Diagnostik der Endometriose.

Die Bauchspiegelung oder Laparoskopie (LSK) ist derzeit die einzige Diagnosemethode, mit der eine Endometriose wirklich zweifelsfrei festgestellt werden kann (Goldstandard in Diagnostik und auch Therapie). Die diagnostische Laparoskopie dauert etwa 30 Minuten und gehört zu den sogenannten minimalinvasiven Operationen. Bei dieser Operationstechnik versucht man, mit einer möglichst geringen Verletzung des Gewebes über kleine Einschnitte (Inzisionen) von drei bis zehn Millimetern Größe zu operieren – im Volksmund auch Schlüsselloch- oder Knopflochchirurgie genannt.

Die LSK ist die wichtigste Untersuchung im Rahmen der Endometriosediagnostik

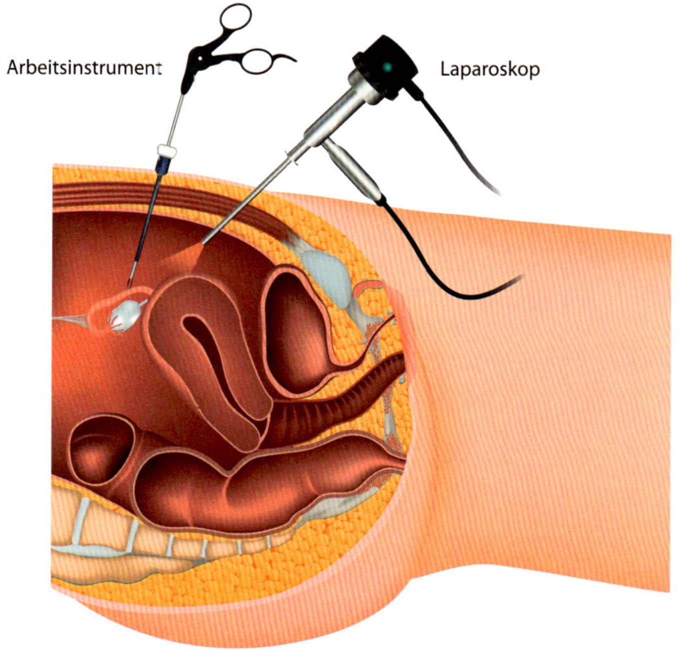

Laparoskopie
(Laparoskopische Chirurgie)

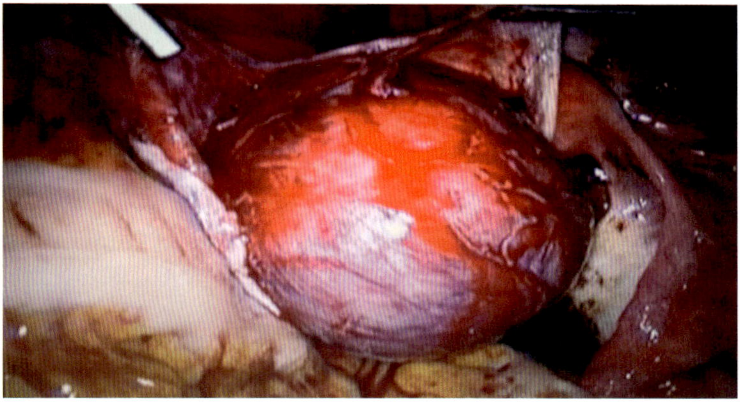

Bild einer Endometriosezyste bei der Bauchspiegelung

Die Bauchspiegelung wird immer in Vollnarkose durchgeführt. Sobald die Patientin schläft, hebt man die Bauchdecke an, macht einen kleinen Einschnitt in den Bauchnabel und leitet über eine Spezialkanüle (Verresnadel) ein Gas (Kohlendioxid) in die Bauchhöhle. Dadurch wird ein Abstand zwischen der Bauchdecke und den darunterliegenden Organen erzeugt und somit die Verletzungsgefahr von Darm, Blase und anderen Bauchorganen vermindert. Der durch das Gas im Bauchraum entstehende Druck wird während der gesamten Untersuchung kontrolliert.

Jetzt kann durch den kleinen Hautschnitt am Bauchnabel eine Führungshülse (Trokar) für die Untersuchungskamera (Trokar) und schließlich die Kamera selbst langsam in die Bauchhöhle eingeführt werden. Durch weitere kleine Hautschnitte können weitere Trokare für Instrumente eingeführt werden, darunter z. B. Scheren, Taststäbe, Pinzetten zur Blutstillung und so weiter.

Durch die heute moderne Kameratechnik (HD, 4K oder auch 3D) gelingt dem untersuchenden Arzt die Identifizierung von Endometrioseherden, Verwachsungen oder auch Zysten (siehe Abbildung rechts). Die Gebärmutter, Eierstöcke und Eileiter sowie Beckenraum, Zwerchfell, die Leber, der Blinddarm und große Teile des Dick- und Enddarms können sorgfältig inspiziert werden.

Bei der diagnostischen Bauchspiegelung wird ein Status über den Bauchraum erhoben, ob beispielsweise eine Endometriose besteht oder die Eileiter bei der Kinderwunschpatientin durchgängig sind. Hierbei setzt man auf den Muttermund einen sogenannten Portioadapter, über den man unter leichtem Druck blaue Farbstofflösung (Methylenblau, Indigokarmin) spritzt. Man nennt diese Technik Chromopertubation. Im Idealfall läuft die blaue Farbstofflösung über den Gebärmutterhals durch die Gebärmutterhöhle und gleichmäßig über beide Eileiter in die Bauchhöhle, was deren gute Durchgängigkeit belegt. Füllt sich jedoch ein Eileiter mit der Farbstofflösung, ohne dass diese weiter in den Bauchraum läuft, handelt es sich um einen Verschluss. Gleiches gilt, wenn sich die Eileiter erst gar nicht mit der Testflüssigkeit füllen.

Wann eine Bauchspiegelung erfolgen sollte:

- starke Beschwerden im Bauchbereich
- Veränderungen weiterer Organe wie Magen, Darm, Leber, Bauchspeicheldrüse
- unerfüllter Kinderwunsch

Hysteroskopie

Die Hysteroskopie hat einen festen Bestandteil in der Endometriose- und Kinderwunschdiagnostik.

Eine Hysteroskopie ist die diagnostische Spiegelung der Gebärmutterhöhle, die in der Regel ebenfalls in einer kurzen Vollnarkose durchgeführt wird. Ziel ist die Untersuchung von Gebärmutterhöhle und Gebärmutterhals. Im Unterschied zu etwa einer Ultraschalluntersuchung ermöglicht die Spiegelung eine direkte Darstellung des Gebärmutterinneren. Der Untersucher kann so beispielsweise Veränderungen der Gebärmutterschleimhaut, Polypen oder auch in die Gebärmutterhöhle hineinragende Myome entdecken. Mithilfe einer Hysteroskopie können Proben aus der Gebärmutterschleimhaut gewonnen sowie Myome oder Polypen, die Regelschmerzen verursachen können, entfernt werden.

Hierzu wird ein kleiner Führungsschaft von zwei bis fünf Millimetern Durchmesser über die Scheide in den Gebärmutterhals eingeführt. Nun kann der Untersucher mithilfe einer Hochleistungskameraoptik die Gebärmutterinnenseite betrachten und sich einen Überblick über die Gebärmutterhöhle und den Gebärmutterhals verschaffen.

Darmspiegelung

Neben dem Auffinden von Tumoren des Dickdarms und Enddarms hat die Darmspiegelung (Koloskopie) einen generell hohen Stellenwert bei symptomatischen Bauchschmerzen von Frauen und Männern. In die gynäkologische Praxis kommen beispielsweise häufig Frauen, die über Blut im Stuhl, schleimige Auflagerung auf dem Stuhl und starke Unterbauchbeschwerden rechts oder links berichten. Dies könnte ein Hinweis auf eine fortgeschrittene Form der Endometriose sein: die rektovaginale Endometriose (siehe Seite 28).

Wie schon beschrieben, wächst die Endometriose hierbei in den Darm hinein, jedoch sehr selten durch die gesamte Darmwand hindurch. Eher wächst sie bis in die gefäßführende Wandschicht ein. Meist sitzt sie der Wand des Dickdarms oder des Enddarms auch auf und kann den Darm umschließen, was wiederum zu Stenosen führt.

Diese Engstellen können Gastroenterologen, die sich gezielt mit Erkrankungen des Magendarmtraktes und dazugehörigen Strukturen beschäftigen, bei einer Darmspiegelung genau beschreiben: Wie hoch ist die Engstelle, welches Maß der Beeinträchtigung resultiert daraus? Auch kann während der Koloskopie eine Probeentnahme erfolgen, um die Diagnose abzusichern.

Hinter den beschriebenen Beschwerden können sich jedoch statt einer Endometriose auch chronisch entzündliche Darmerkrankungen verbergen. Eine Colitis ulcerosa beispielsweise hat ihren Erkrankungsgipfel bei beiden Geschlechtern in der Alters-

> Hinter Beschwerden können sich statt einer Endometriose auch chronisch-entzündliche Darmerkrankungen verbergen.

gruppe zwischen 25 bis 35 Jahren. Betroffen sind 160 bis 250 Menschen in Deutschland je 100.000 Einwohner. Die Patienten haben blutige und schleimige Durchfälle sowie krampfartige Bauchschmerzen im linken Unterbauch und oft schmerzhaften Stuhldrang (Tenesmus).

Engstellen können spezialisierte Gastroenterologen bei einer Darmspiegelung genau beschreiben

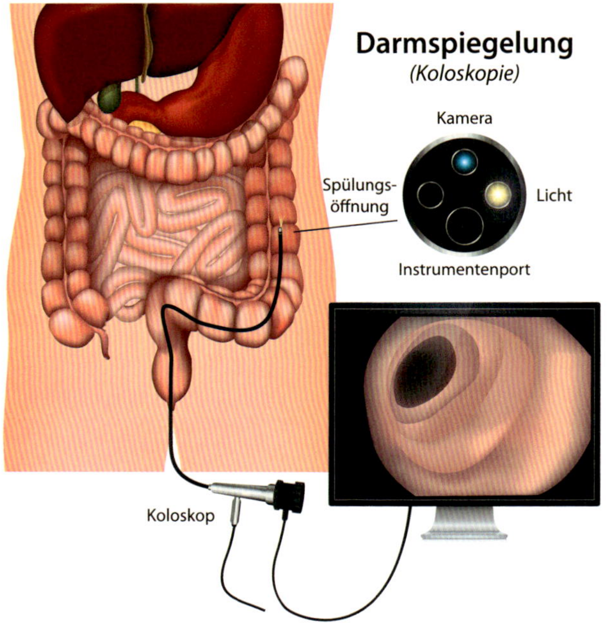

Die zweite entzündliche Darmerkrankung Morbus Crohn kann alle Darmabschnitte befallen. Auch hier gibt es einen frühen Erkrankungsgipfel im Alter zwischen 15 und 35 Jahren. Morbus Crohn verursacht häufig Schmerzen im rechten Unterbauch. Die damit verbundenen Durchfälle sind eher breiig und flüssig und meist ohne Blut.

Betroffen sind in Deutschland 120 bis 200 Menschen je 100.000 Einwohner. Ursächlich sind segmentale Entzündungen von bestimmten Darmabschnitten, wodurch Engstellen (Stenosen) entstehen oder auch Fisteln, die häufig operativ entfernt werden müssen. Je nach individueller Situation können neben einer Darmspiegelung weitere bildgebende Verfahren wie Magnetresonanz- oder Computertomografie erforderlich werden.

Stadien der Endometriose

Wenn Sie als Patientin einen Operations- oder Entlassungsbericht von Ihrer Endometrioseoperation in die Hand bekommen, finden Sie dort eine Kombination von Zahlen oder Buchstaben vor. Diese Anordnung beschreibt die Lokalisation der Endometriose, sagt aber zunächst nichts über Ihre Symptome aus. Zwei geläufige Klassifikationen möchte ich Ihnen vorstellen.

Grundsätzlich sind die Schweregrade sehr unterschiedlich, zumal einzelne Endometrioseherde nur wenige Millimeter, aber auch mehr als drei Zentimeter an Ausmaß annehmen können. Auch wie tief die Endometriose in Gewebe eindringt, wird über die verschiedenen Stadien beschrieben.

rASRM-Score Klassifikation

Diese Klassifikation wurde von der amerikanischen Gesellschaft für Reproduktionsmedizin (American Society for Reproductive Medicine = ASRM) erarbeitet. Nach den Leitlinien der deutschen Stiftung für Endometrioseforschung und der europäischen Endometrioseliga gehört diese, die Lokalisation beschreibende Klassifikation in jeden OP-Bericht. Der Score erlaubt zudem, den Schweregrad der Endometriose über ein Punktesystem in vier Stadien von Stadium I (minimal) bis Stadium IV (schwer) zu unterscheiden. Auch die Aktivität der Endometrioseherde wird bewertet.

Hier erhalten Sie weitere Infos zum rASRM-Score:

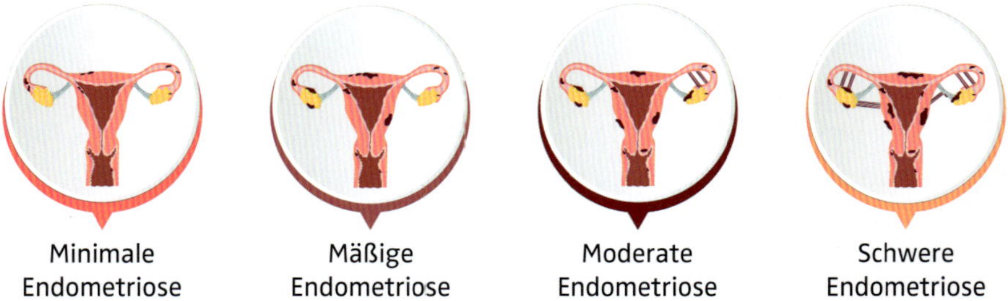

Die vier Stadien einer Endometriose

STADIUM	PUNKTZAHL	BESCHREIBUNG DER ENDOMETRIOSE
rASRM I	1–5	minimal
rASRM II	6–15	mild
rASRM III	16–40	moderat
rASRM IV	> 40	schwer

Es werden je nach Befall Punkte vergeben, die dann zu einem Gesamtscore zusammengerechnet werden.

Es wird auch beurteilt, ob eine Endometriose das Bauchfell oder den Eierstock betrifft, ob die Veränderung oberflächlich oder tief im Gewebe sitzt, und ob Verwachsungen im Douglas-Raum, am Eierstock und Eileiter vorhanden sind.

Hier erhalten Sie weitere Infos zu Enzian und #Enzian:

Enzian-Klassifikation

Diese Klassifikation entstand in den Jahren 2002/2003 während eines Arbeitstreffens der österreichischen Endometriosegruppe Villach, der deutschen Stiftung Endometrioseforschung sowie internationaler Wissenschaftler. Die jetzige Form #Enzian stammt aus dem Jahr 2012 und stellt die heute gültige Fassung dar. Ziel war es, nicht nur die Ausdehnung, sondern auch die Infiltrationstiefe der Endometriosen zu beschreiben, da sich damit für die Patientin in der Regel auch relevante Faktoren wie Schmerzintensität und Fruchtbarkeit verbinden.

Der Schweregrad und die Größe der Veränderungen sind bei dieser Klassifikation nacheinander geordnet: Das Stadium A bein-

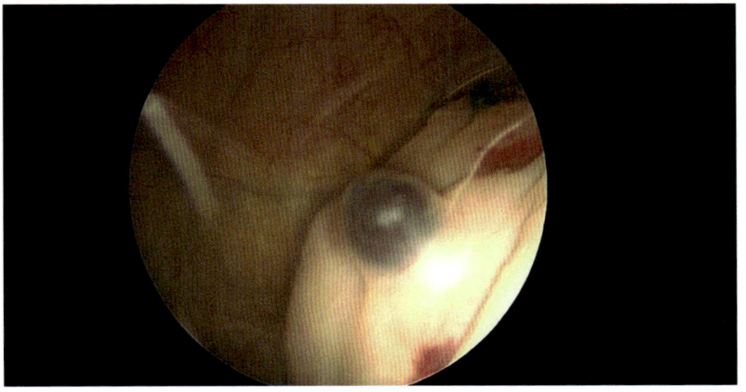

Die Blasenspiegelung zeigt eine Endometriose der Harnblase

haltet den tiefen Befall des Septum rektovaginale, Stadium B beschreibt den tiefen Befall der seitlichen Beckenwände und des Gewebebands, das den Gebärmutterhals mit dem Kreuzbein verbindet (Ligamentum sacrouterinum). Von einem Stadium C spricht man wenn es sich um eine tiefe Endometrioseinfiltration des Dickdarms und Enddarms handelt. Darüber hinaus werden verschiedene Sonderformen beschrieben, darunter Endometrioseherde z. B. der Harnblase (Abbildung oben) oder in die Wand der Gebärmutter (Adenomyose) eingewachsen. Auch ungewöhnliche Lokalisationen in Lunge, Zwerchfell und Gehirn oder der Muskulatur der Extremitäten sind denkbar.

Bedeutung der verschiedenen Einteilungen

Dir amerikanische rASRM-Einteilung unterscheidet sich im Wesentlichen nur in der Hinsicht von der Enzian-Klassifikation, dass sie die jeweilige Infiltrationstiefe nicht abbildet. Beide Klassifikationen sind ansonsten hervorragend zur Beschreibung der Lokalisation und des Ausmaßes einer Endometriose geeignet und geben behandelnden Ärzten eine wichtige Entscheidungshilfe bei allen Therapieoptionen.

> Die Schmerzintensität der Endometriose hängt auch vom Ort der Herde ab.

Ein hoher Schweregrad (Score) bedeutet jedoch nicht zwangsläufig einen hohen Schmerzgrad – ausgenommen der rektovaginalen Endometriose. Hier kann man sich natürlich vorstellen, dass eine tief infiltrierende Endometriose in der Trennwand zwischen Vagina und Darm von starken Schmerzen beim Geschlechtsverkehr, beim Stuhlgang und bei der Menstruation begleitet wird. Die rektovaginale Endometriose (siehe Abbildung unten) ist ohne Frage die schmerzhafteste Krankheitsform.

Andersherum bedeutet ein niedriger Score nicht automatisch, dass auf eine Folgetherapie verzichtet werden kann oder die Patientin schmerzfrei ist. Ich habe selbst Patientinnen betreut, die mit minimalen Herden im Bauchfell oder Bandapparat der Gebärmutter über starke Schmerzen berichteten. Kleine Herde können also durchaus eine große Wirkung haben.

Auf der anderen Seite gibt es Frauen, bei denen in Zusammenhang mit einer Myomentfernung zufällig ausgedehnte Endometriosebefunde gesehen werden, die aber nur wenige oder in selten Fällen gar keine Symptome diesbezüglich haben.

Rektovaginale Endometriose

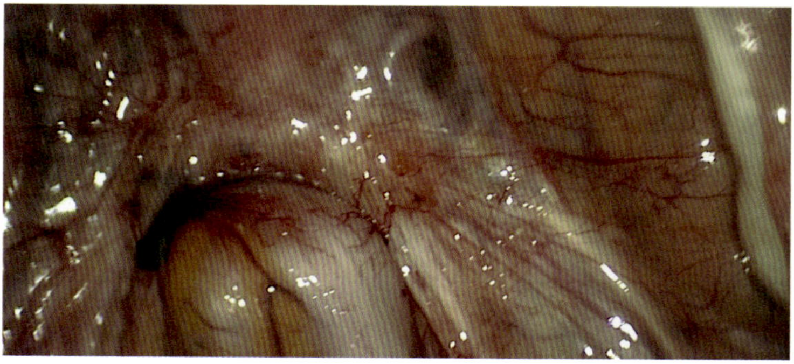

Bei einer Adenomyose findet sich Gebärmutterschleimhaut in der Wand und Muskulatur des Organs.

Sonderform Adenomyose

Bei knapp der Hälfte der Patientinnen mit einer tief infiltrierenden, rektovaginalen Endometriose entwickelt sich eine Adenomyose, auch Adenomyosis uteri oder Endometriosis genitalis interna genannt. In diesen Fällen wachsen die Herde in die Gebärmutterwand hinein. Deren Hauptteil besteht aus glatter Muskulatur. Befinden sich darin nun endometriale Zellen, führt dies zu einer Vergrößerung der Gebärmutter. Bei der Menstruation zieht sich im Normalfall die glatte Muskulatur zusammen, um die Blutung wieder zu stoppen. Im Falle einer Adenomyose kommt es jedoch zu schmerzhaften Regelblutungen und gleichzeitig zu einer mitunter sehr starken Blutung (Hypermenorrhoe).

Vaginaler Ultraschall mit Farbdopplerfunktion oder eine MRT-Untersuchung können Hinweise auf eine Adenomyose geben. Neben der Vergrößerung der Gebärmutter kann man in einer sogenannten Farbdopplersonographie eine verstärkte Gefäßzeichnung darstellen und mit diesem Verfahren eine Adenomyose diagnostisch von gutartigen Muskelknoten abgrenzen.

Zur Therapie eignet sich in diesen Fällen an erster Stelle die Einlage einer LNG-Spirale (Mirena), an zweiter eine Hormontherapie, z. B. auch die Einnahme der Antibabypille im Langzyklus (siehe Seite 53). Darüber hinaus gibt es operative Therapiemöglichkeiten wie die Verödung der Gebärmutterschleimhaut durch große Hitze (Endometriumablation) oder die Option einer Entfernung der Gebärmutter (LASH = Laparoskopische suprazervikale Hysterektomie) als Ultima ratio.

Die letzten beiden Verfahren dürfen nur bei Patientinnen mit abgeschlossener Familienplanung angewendet werden. Auch stellen diese Therapieverfahren keine ursächliche Behandlung der Erkrankung dar. Ziel ist eine deutliche Verbesserung der Schmerzen durch Minimierung der Blutung bis hin zum völligen Ausbleiben der Regelblutung.

Im Zeitalter der Renaissance hormonfreier Verhütung muss ich an dieser Stelle noch ausdrücklich vor der Anwendung von Kupferketten und Kupferspiralen bei Adenomyose warnen. Beide Verfahren führen zu einer Verstärkung der Regelblutung, zu einer Verschlimmerung der Dysmenorrhoe (siehe auch Seite 17) und stehen auch mit einer höheren Infektanfälligkeit wie weniger Sicherheit hinsichtlich der Verhütung in Verbindung.

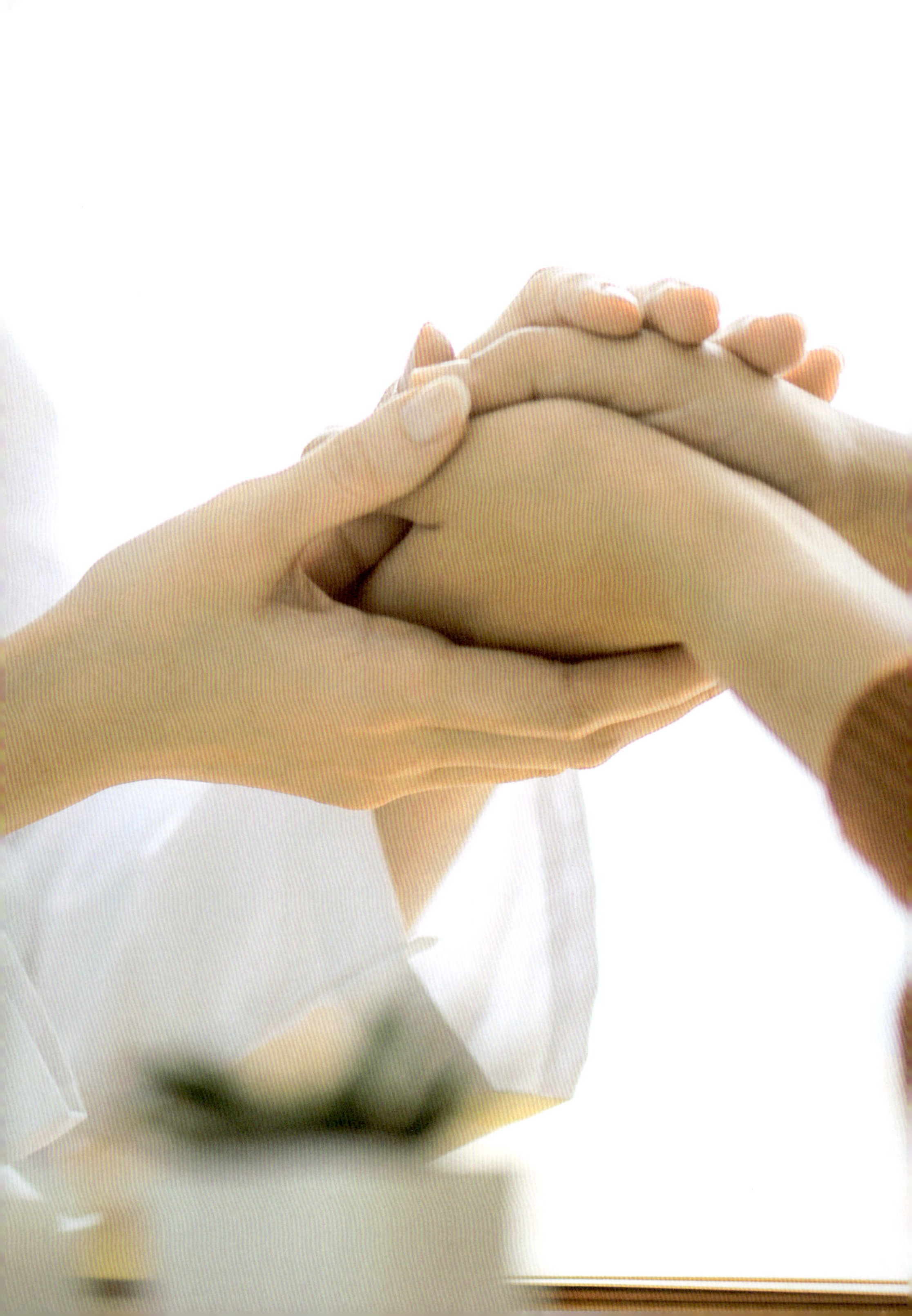

KLASSISCHE BEHANDLUNG: OPERATIV, HORMONELL, SCHMERZLINDERND

Der Schmerz hat bei Endometriose viele Gesichter: Bauchschmerzen, Rückenschmerzen, die auch in die Beine ausstrahlen können, Schmerzen beim Geschlechtsverkehr oder Stuhlgang – individuelle Situationen, die zusätzlich zeitweise den darauf abgestimmten Einsatz von Schmerzmitteln erfordern. In diesem Kapitel erfahren Sie: Wann ist welche Behandlung sinnvoll? Welche Schmerzmittel haben sich bewährt? Und wann hat man Anspruch auf eine medizinische Reha?

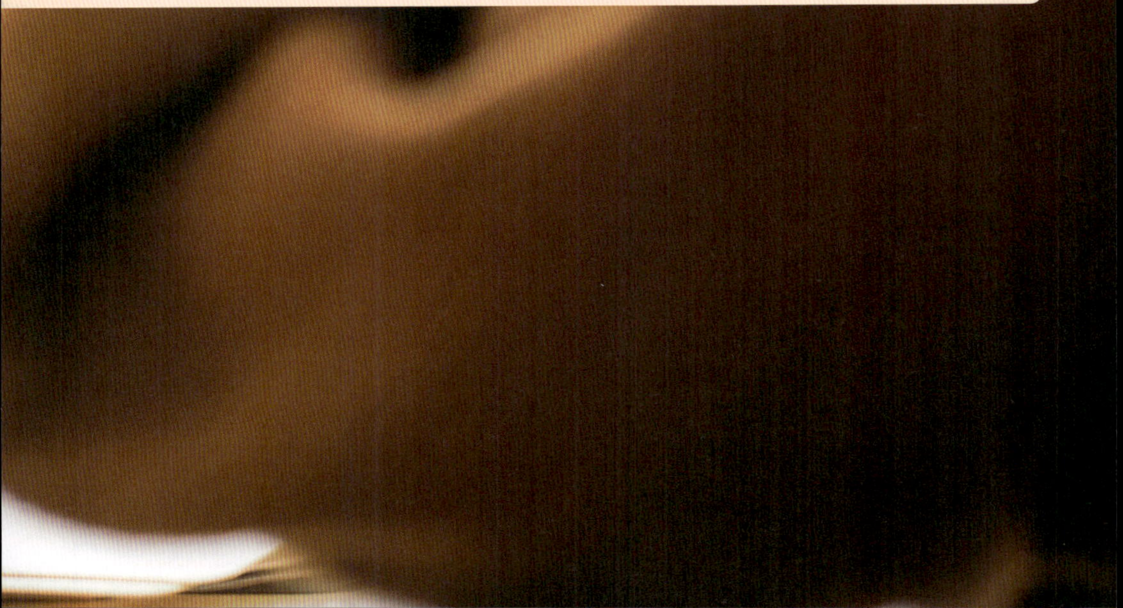

Laparoskopische Operationen

Die Behandlung einer Endometriose hängt von der individuellen Situation, dem Beschwerdebild und der Organfunktion ab. Eine hormonelle Therapie kann die Östrogenproduktion beeinflussen (siehe Seite 49). Bei starken Beschwerden kommen auch operative Verfahren wie eine Bauchspiegelung (Laparoskopie) in Betracht.

Die Laparoskopieoperation ist bei einer Endometriose die schonendste Art des chirurgischen Vorgehens und wird in einer Vollnarkose durchgeführt (siehe Seite 32). Der Eingriff stellt die führende Maßnahme dar, um Krankheitsherde aufzuspüren und zu beseitigen. In den meisten Fällen ist eine Beschwerdebesserung zu erreichen.

Dabei klärt man nicht nur diagnostisch ab, ob und wo die Herde vorhanden sind, sondern man versucht diese auch vollständig zu entfernen. Dies passiert mikrochirurgisch oder mittels Verödung (bipolare Elektrokoagulation). Ovarialzysten werden organerhaltend entfernt, Verwachsungen gelöst und Proben von Endometrioseherden oder freier Flüssigkeit gewonnen, um sie mikrobiologisch zu untersuchen.

Anhand der Ergebnisse der Probenuntersuchung (Pathologie) lässt sich auch etwas über die Aktivität der Endometriose im Organismus aussagen. Nicht zuletzt wird im Operationsbericht erwähnt, wo, wie und in welcher Ausdehnung und Infiltrationstiefe die Endometrioseherde vorgefunden wurden. Eine genaue Einteilung der Schweregrade der Erkrankung ist wiederum äußerst wichtig auch für den nachbehandelnden Arzt, um eine individuell maßgeschneiderte Folgetherapie zusammen mit der Patientin festzulegen.

Sollte Ihre Frauenärztin den Verdacht auf eine Endometriose bei Ihnen haben und an eine Laparoskopie denken, empfehle ich Ihnen, diese minimalinvasive Operation an einem Endometriosezentrum oder in einer auf Endometriose spezialisierten Klinik oder operativen Praxis durchführen zu lassen.

Das moderne mikrochirurgische Verfahren der Laparoskopie (LSK) benötigt einen hohen technischen Aufwand, traumatisiert aber nur sehr wenig das Gewebe. Inzwischen werden viele verschiedene Operationen beispielsweise auch des Magens oder Dickdarms mit dieser Technik durchgeführt.

Auch Magen und Darm können laparoskopisch operiert werden.

Nach dem laparoskopischen Eingriff bestehen äußerlich nur sehr kleine Narben, die Wundheilung gestaltet sich deutlich schneller als bei invasiven Eingriffen und der Krankenhausaufenthalt und die Heilungsrate verkürzen sich enorm. Auch das Auftreten von erneuten Verwachsungen (Rezidiv) reduziert sich anders als bei konventionellen Operationen.

Verwachsungen im Bauchraum können durch die Endometriose selbst, aber auch durch Voroperationen wie eine Blinddarmentfernung, Gallenblasenoperation oder nach Kaiserschnitten entstanden sein. Häufig sind diese Verwachsungen ursächlich für starke Unterbauchschmerzen. Den Operateur stellen sie vor enorme Schwierigkeiten, wenn etwa durch die Verwachsungen anatomische Strukturen verändert werden, was den Zugang zu den Endometrioseherden erschwert.

Die Exzision

Bei einer Endometriose kann man die bräunlichen Herde oft im Bereich des Bauchfells, der Eileiter, Eierstöcke, Gebärmutter, Blasenoberfläche oder des Darms sehen. Diese Herde sollten exzidiert, also herausgeschnitten oder thermokoaguliert (verdampft) werden. Hierbei kommen unterschiedliche Verfahren zur Anwendung. Beispielsweise wird der Endometioseherd komplett aus dem Bauchfell exzidiert und die entstandene Wunde mittels Elektrokoagulation zur Blutstillung gebracht.

Das entfernte Gewebe wird pathologisch untersucht: Anhand eines sogenannten Proliferationsmarkers (KI 67) kann man feststellen, wie aktiv die entfernte Endometriose ist. In Studien konnte belegt werden, dass nach einer Exzision der Krankheitsherde die Rezidivrate fünffach niedriger als bei alleiniger Thermokoagulation war. Das heißt: Nach Herausschneiden der Herde ist das Risiko eines Wiederauftretens der Endometriose deutlich geringer.

Bei einer Thermokoagulation werden Endometrioseherde mittels einer lokal starken Hitzeanwendung verödet. Auch mittels einer Laservaporisation werden die Herde regelrecht verdampft. Nachteil dieser Verfahren ist natürlich das Fehlen einer Probe für die pathologische Untersuchung. Daher nimmt man zu Beginn des Eingriffs stets an einer repräsentativen Stelle eine Probe, bevor die großflächige Thermokoagulation oder Laservaporisation durchgeführt wird.

Das Ziel jeder Operation sollte sein, alle Endometrioseherde komplett zu entfernen.

Bei der Operation einer Endometriose sollte eine ähnliche Zielsetzung wie bei einer Tumoroperation bestehen: Der Operateur sollte immer bestrebt sein, alle sichtbaren Endometrioseherde komplett zu entfernen, von Fachleuten RO-Resektion (Rest = 0) genannt.

Genauso wichtig ist es allerdings auch, Bauchorgane wie Harnleiter, Blase und Darm zu schützen. Deshalb sind bei großen Operationen die ausführliche Vorbereitung und gute fachgebietsübergreifende Kooperation innerhalb des OP-Teams notwendig. Beispiel: Eine Schienung eines Harnleiters durch den Urologen vereinfacht dem Operateur die Orientierung und schützt zugleich die Patientin.

Weiterhin kann eine Blasen- oder Darmspiegelung bereits im Vorfeld aufzeigen, ob es zu einer Blasen- oder Darmbeteiligung gekommen ist. Je spezialisierter ein Endometriosezentrum ist, desto größer sind die Möglichkeiten, auch große Operationen wie eine rektovaginale Endometriose mit Darmbeteiligung laparaskopisch erfolgreich zu operieren.

Die gaslose Bauchspiegelung

Eine weitere und seltenere Form der Bauchspiegelung ist die gaslose Laparoskopie. Hierbei wird anstelle des Anlegens eines Pneumoperitoneums durch Insufflation mit einem kohlensäurehaltigen Gas ein etwas größerer Einschnitt in der Nabelgrube gemacht. Danach wird unter die Bauchdecke ein kleiner Rahmen eingeführt und die Bauchdecke angehoben.

Der Vorteil liegt darin, dass man bei Operationen mit häufigem Spülen, Absaugen oder Instrumentenwechsel keine Pausen wie bei der klassischen Laparoskopie einlegen muss, in denen durch die fortwährende Regulierung des Gasdrucks die Bauchdecke immer wieder angehoben und die Sicht für den Operateur freigegeben wird.

In seltenen Fällen kann auch ein Bauchschnitt (Laparotomie) notwendig werden. Bei komplexen Operationen, Komplikationen oder tiefen Darmresektionen kann man auch heute nicht immer auf diese Operationstechnik mit großem Bauchschnitt verzichten. Aufgrund der höheren Wahrscheinlichkeit von Verwachsungen im Nachgang der Operation versucht man jedoch, die große Bauchoperation bei Endometriosepatientinnen so selten wie möglich anzuwenden.

Mögliche Risiken operativer Therapien

Auch wenn es bei Bauchspiegelungen nur selten zu ernsthaften Komplikationen kommt, möchte ich Ihnen diese beschreiben, damit Sie die Zusammenhänge besser verstehen können. Eine Komplikation bei der Laparoskopie kann beispielsweise die Verletzung von Bauchorganen wie der Blase, des Darms oder Harnleiters sein. Wodurch können diese nun entstehen?

Bei der Einführung des chirurgischen Röhrchens (Trokar) in die Nabelgrube, über das wiederum eine Optik mit Kamera in den Bauchraum eingeführt werden kann, ist bereits eine Verletzung des Darms möglich, wenn beispielsweise nach Voroperationen

Verwachsungen von Darmschlingen mit der Bauchoberfläche bestehen. Dies kommt aber nur sehr selten vor.

Nach dem Einbringen der Videokamera über den Nabel werden alle anderen Arbeitstrokare zur Einführung benötigter Instrumente unter Sicht in den Unterbauch eingebracht: Da also der Operateur über die Kamera den Bauchraum sehr gut überblicken kann, sind weitere Risiken hinsichtlich einer Darmverletzung ausgeschlossen, sobald die Kameraoptik positioniert ist.

Die Endometriose kann sich wie beschrieben auf den Oberflächen von Darmschlingen, der Blase oder auch der Beckenwand befinden. Hier ist ebenfalls Vorsicht geboten, denn durch eine zu tiefe Hitzewirkung etwa bei einer Thermokoagulation oder Laservaporisation (siehe Seite 46) kann eine Nekrose z. B. in der Blasenwand, der Darmwand oder im Bereich des Harnleiters entstehen, die intraoperativ noch nicht sichtbar sein kann. In diesen Fällen entsteht erst einige Tage später ein Loch in der Blasenwand oder im Darm beziehungsweise im Bereich des Harnleiters.

Deshalb mein Rat: Wenn Sie einige Tage nach einer Bauchspieglung Fieber, Bauchschmerzen oder Schwindel haben, obwohl es Ihnen sofort nach der Operation sehr gut gegangen ist, melden Sie sich bitte umgehend in der behandelnden Klinik oder suchen Sie sofort Ihren Frauenarzt auf. Es sollte eine vaginale Ultraschalluntersuchung sowie gegebenenfalls auch eine Computertomografie des Bauchraums sowie eine Blutuntersuchung auf Entzündungsparameter erfolgen.

Hormonelle Therapie

Die hormonelle Therapie schließt in aller Regel an die operative Therapie an. Sie ist die wichtigste Behandlungsmethode, um ein Rezidiv der Erkrankung zu vermeiden. Vor ausgedehnten Operationen wird sie bereits im Vorfeld angewendet. Lehnt eine Patientin eine Operation ab, kann die Hormontherapie durchaus eine Behandlungsoption darstellen. Ebenso in Fällen, in denen eine Operation mit einem zu hohen Risiko für die Patientin verbunden ist. Als Optionen für die hormonelle Therapie stehen verschiedene Präparate zur Verfügung.

Gestagentherapie mit Dienogest

Das einzige in Deutschland zur Behandlung einer Endometriose zugelassene Medikament neben den heute nur noch selten angewendeten GnRH-Analoga (siehe Seite 58) beinhaltet zwei Milligramm des Wirkstoffs Dienogest (DNG), das Originalpräparat heißt Visanne. Die erste Wahl bei den medikamentösen Langzeittherapien einer Endometriose ist eine Gestagenmonotherapie mit Dienogest.

Seit 2010 ist in Deutschland das erste für Endometriose zugelassene Gestagenpräparat auf dem Markt.

Es handelt sich dabei um ein synthetisches antiandrogenes Gestagen, welches bereits seit mehr als zwei Jahrzehnten Bestandteil auch von Kombinationspillen (Valette) in der Verhütung ist.

Sowohl von Visanne als auch Valette existieren mittlerweile unterschiedliche Generika – also Präparate, die eine gleichartige Wirkung aufweisen, in der Regel aber kostengünstiger sind.

Hormongruppe der Gestagene

Gestagene beeinflussen die Schleimhaut in der Gebärmutter, die synthetischen Wirkstoffe sind Bestandteil aller kombinierten Antibabypillen.

Androgene Gestagene fördern den Spiegel männlicher Hormone, der Androgene. Auch bei Frauen sind diese Geschlechtshormone unter anderem für die Lust zuständig. Wie auch bei Östrogen kann zu viel oder zu wenig Androgen Beschwerden machen.

Androgene Gestagene sind beispielsweise Norethisteron, Levonorgestrel (verwendetes Hormon in Hormonspiralen wie Mirena, aber auch als Bestandteil von Pillen wie Minisiston, Swingo oder Leios), Gestoden, Desogestrel (in Gestagenmonopillen wie Cerazette) oder Norgestimat.

Antiandrogene Gestagene können Effekte der männlichen Geschlechtshormone reduzieren und sind daher geeignet, wenn Frauen Androgenisierungserscheinungen aufweisen (z. B. einen männlichen Behaarungstyp, Akne, hormonell bedingter Haarausfall und so weiter).

Zu den antiandrogenen Gestagenen gehören beispielsweise Dienogest (Bestandteil der Pillen Valette, Velafee, Sibilla oder Aristelle), Chlormadinonacetat (in Belara, Bellissima, Enriqa oder Solera), Cyproteronacetat (Bestandteil von Diane 35, Morea sanol oder Bella Hexal) und Nomegestrolacetat (Zoely) sowie Drospirenon (in Drovelis und der Mikropille Slinda).

Die Wirkung von Dienogest beruht im Wesentlichen auf der Reduktion des Östrogenlevels und der Atrophie des Endometriums – einer Verdünnung der Gebärmutterschleimhaut. DNG hat einen antientzündlichen und immunmodulatorischen Effekt und nimmt zudem Einfluss auf die Gefäßneubildung in Endometrioseherden (antiangionetischer Effekt).

Die meisten antiandrogenen Gestagene weisen jedoch einige Nebenwirkungen wie einen Libidoverlust auf, weiterhin Akne und ein schlechteres Hautbild, Gewichtszunahme oder Schmerzen in den Brüsten. Studien belegten für den Wirkstoff Dienogest, dass solche unerwünschten Wirkungen vergleichsweise geringer als bei der Einnahme anderer Präparate vorkamen.

Dienogest soll bei Patientinnen mit Endometriose im Idealfall eine Blutungsfreiheit generieren und so die durch die Krankheit bedingten Schmerzen deutlich reduzieren. Die beschriebene Dosis von zwei Milligramm pro Tag entspricht dabei einer doppelten Ovulationshemmdosis, das bedeutet: Ein Eisprung findet nicht statt.

Dennoch liegt hinsichtlich der Verhütung bei Endometriosemedikamenten, die beispielsweise nur Dienogest enthalten (2 mg Dienogest-Monotherapie), eine Off-Label-Use-Anwendung vor. Diese Medikamente wurden nicht für die Verhütung konzipiert. Ein Off-Label-Use beschreibt jede zulassungsüberschreitende Anwendung von Arzneimitteln, wortwörtlich übersetzt einen Gebrauch, der nicht auf dem „Etikett“ (Label) steht.

Für Patientinnen, die Visanne zur Behandlung der Endometriose einnehmen, wird daher in den ersten sechs bis acht Wochen eine zusätzliche Verhütung (z. B. mit Kondom) empfohlen.

Der Vorteil von Dienogest: Die Bioverfügbarkeit des Wirkstoffs liegt Studien zufolge bei 90 Prozent, er wird schnell und nahezu vollständig vom Körper aufgenommen. In einer 2015 publizierten Langzeitstudie, bei der von 568 Frauen 151 Dienogest und 417 Probandinnen ein Placebo (Scheinpräparat) nach einer Endometrioseoperation einnahmen, zeigten die Ergebnisse in einem Beobachtungszeitraum von fünf Jahren eine Rezidivrate von 69 Prozent in der Placebogruppe, während nur vier Prozent in der Dienogestgruppe wiederholt von Endometrioseherden betroffen waren. Fazit der Studienautoren: Dienogest hat eine sehr gute Wirkung auf die Verhinderung des erneuten Auftretens von Endometriose nach einer Operation. Auch die typischen Unterleibsschmerzen verringerten sich rasch.

Einnahme und therapeutische Chancen

Man startet mit der DNG-Therapie am ersten Zyklustag, also genauso wie bei einer Antibabypille. Bei 20 Prozent der Anwenderinnen treten in den ersten drei Monaten Blutungsstörungen auf. Falls dies geschieht, wenden Sie sich bitte an Ihre Frauenärztin. Sie kann im Einzelfall für die ersten sechs bis acht Wochen auf eine doppelte Dosis entscheiden.

Treten die Blutungsstörungen nach mehreren Monaten oder sogar Jahren auf, handelt es sich wahrscheinlich um Blutungen eines atrophen Endometriums. In diesem Fall zeigt der vaginale Ultraschall nur eine dünne Schleimhautschicht, mit der Einnahme von Dienogest sollte dann fünf Tage pausiert werden.

Dienogest zeigte in Studien eine deutliche Schmerzreduktion und kann so zu einer Verbesserung der Lebensqualität beitragen.

In einer Studie konnte gezeigt werden, dass es einen positiven Effekt auf die Schmerzsituation auch über die DNG-Einnahmedauer hinaus gibt. Diese Studie war in zwei Studienzweige aufgeteilt: Die ersten drei Monate wurde den Patientinnen DNG (Visanne) oder ein Placebo verabreicht. In diesem Zeitraum zeigte sich bereits eine signifikante Besserung der Schmerzsituation in der DNG-Gruppe gegenüber der Placebogruppe (bei der es allerdings auch zu einer geringeren Schmerzreduktion kam).

Nach drei Monaten wurde *beiden* Patientinnengruppen zwei Milligramm Dienogest für insgesamt zwölf Monate gegeben. In der ursprünglichen DNG-Gruppe, die zuvor ohne Placebo gestartet war, wurde eine Schmerzreduktion von insgesamt 80 Prozent erreicht. Die Placebogruppe, die erst drei Monate später mit Dienogest behandelt wurde, benötigte einen längeren Zeitraum (65 Wochen) zur Schmerzreduktion (verständlicherweise). Das Resultat dieser Studie zeigte insgesamt eine deutliche Reduktion von Unterleibsschmerzen, schmerzhaften Regelblutungen, prämenstruellen Schmerzen und auch von Schmerzen beim Geschlechtsverkehr.

Die Studie zeigte ferner, dass die Wirksamkeit von Dienogest einerseits ähnlich einer GnRH-Analoga- Therapie (siehe Seite 58), die Nebenwirkungsrate jedoch deutlich geringer ist – bei gleichzeitig bestehender Möglichkeit einer längeren Anwendungsdauer. Auch verbindet sich mit dem Wirkstoff Dienogest im Vergleich zu GnRH-Analoga ein deutlich geringeres Risiko, dass die Knochendichte beeinflusst wird (Osteoporose).

Ich möchte Ihnen hier auch die Angst vor Dienogest nehmen, denn in vielen Laienpublikationen wird das Medikament mit Depressionen in einen strikten Kontext gebracht. Leider wird häufig mehr über eine mögliche Nebenwirkung berichtet als über die große therapeutische Chance, die sich für Endometriosepatientinnen mit Dienogest verbindet.

Falls eine depressive Erkrankung bei Ihnen vorliegt, äußern Sie diese bitte auch gegenüber Ihrer Frauenärztin. Zudem sollten alle aktuell behandelnden Ärzte und Therapeuten in die Entscheidung über eine für Sie angemessene Therapieform der Endometriose eingebunden werden

Wichtig: Man sollte niemals ein Dienogestpräparat ohne ärztliche Rücksprache absetzen, denn ein Abbruch der Langzeittherapie beispielsweise nach einer schweren rektovaginalen Endometriose bedeutet meistens eine hohe Rezidivgefahr.

Antibabypille als Endometriosemedikament

Im Juni 1961 brachte das Berliner Unternehmen Schering die erste Antibabypille Anovular in Deutschland auf den Markt. Dieses Präparat veränderte die Selbstbestimmung der Frau, verringerte die Abtreibungsrate – und warf auch viele ethische Fragen auf.

Papst Paul VI. (1897–1978) ordnete die Pille in seiner letzten Fassung der 1968 veröffentlichten Enzyklika Humanae vitae über die rechte Ordnung der Weitergabe menschlichen Lebens als Sünde ein. Die Frauenbewegung feierte sie dagegen als einen wichtigen Meilenstein in der Emanzipation der Frau. Fortan war Sexualität nicht mehr unmittelbar mit Fortpflanzung verbunden.

Ich mache diesen kleinen Ausflug in die Geschichte bewusst, da der aktuelle Zeitgeist oft lediglich die Nebenwirkungen der Antibabypille reflektiert, wie Thrombosen oder Embolien und so weiter, nicht aber auf die vielen positiven medizinischen Effekte der hormonellen Antikonzeption eingeht.

> Eine hormonelle Antikonzeption hat über den Verhütungsaspekt hinaus viele verschiedene medizinische Effekte.

Natürlich sollte vor der Verwendung einer hormonellen Verhütung stets eine ausführliche Anamnese durchgeführt werden. Gibt es beispielsweise in der Familie Thrombosen, Embolien, Migräne, Schlaganfälle, Herzinfarkte oder ist eine erbliche Gerinnungsstörung bekannt?

Seit den Anfängen mit Anovular haben sich die Antibabypillen grundlegend verändert. Die heutigen gängigen Dosen haben sich deutlich minimiert, aber gleichzeitig hat sich die hormonelle Kontrazeption nicht verändert: Diese verhütende Wirkung kommt durch die Gestagene.

Gestagene stehen wie schon beschrieben als Überbegriff für unterschiedliche Sexualhormone und schließen natürliches Progesteron (siehe Seite 21) wie eine Reihe synthetischer Verbindungen mit ein. Gestagene kommen in kombinierten Pillen (enthalten Östrogen und Gestagene) oder in Monopräparaten (enthalten nur Gestagene) vor und verhindern den Eisprung beziehungsweise die Einnistung der Eizelle in der Gebärmutter.

Interessant: Eine Studie, die an der Universität Uppsala in Schweden durchgeführt wurde, zeigte eine deutlich niedrigere Rate von Eierstock- und Endometriumkarzinomen in einer Patientinnengruppe, die hormonell verhütet hatte, gegenüber einer hormonfreien Gruppe. Dieser schützende Effekt der Antibabypille zeigte sich auch noch mehr als zehn Jahre nach Absetzen der Pille. Weitere Studien deuten darauf hin, dass es bei Patientinnen, die hormonell verhüten, ebenfalls zu einer Reduktion von Dickdarmkrebs kommt.

Die Pille wird neben der Endometriosetherapie auch zur Behandlung des prämenstruellen Syndroms, bei Akne und Hirsutismus eingesetzt (Behaarungstyp von Frauen, der dem männlichen Verteilungsmuster an Kinn, Oberlippe, Hals, Rücken und Brust entspricht).

Die Monopille

Nach Kunststoffspiralen mit dem Wirkstoff Levonorgestrel (LNG) – ein künstlich hergestelltes Gestagen – und dem Hormonstäbchen Implanon sind Gestagenmonopillen die niedrigste Dosierungsoption einer hormonellen Antikonzeption und beeinflussen am geringsten den natürlichen Hormonhaushalt.

Mit Gestagenmonopillen verbindet sich zudem die geringste Thrombosegefahr, und sie sind auch bei Frauen mit Migräne und erblich bedingten Gerinnungsstörungen wie einer Faktor-V-Leiden-Mutation problemlos anwendbar. Die Monopillen bestehen nur aus dem Wirkstoff Desogestrel oder Drospirenon, enthalten also kein Östrogen.

Desogestrel ist in einer Dosierung mit 75 µg auch als hormonelle Verhütung in der Stillzeit geeignet, da der Übergang von Wirkstoff in die Muttermilch sehr gering ist. Drospirenon in der Monotherapie ist ein noch recht neuer Therapieansatz. In einer Kombinationspille zeigte sich durch diesen Wirkstoff leider eine sehr hohe Thrombosegefahr. Demgegenüber zeigten die Daten der Zulassungsstudie für die Drospirenonmonotherapie ein unterhalb der geringen Thrombosegefahr von Desogestrel liegendes Risiko.

Gestagenmonopillen werden ohne Pillenpause angewendet und sollten spätestens nach sechs bis acht Wochen eine Blutungsfreiheit aufweisen. Dies sollte einer Endometriosepatientin bereits vor dem Therapiebeginn mitgeteilt werden. Wichtig ist hierbei wie bei allen Pillen, die genaue tägliche Anwendung (am besten gegen Abend) einzuhalten.

> Gestagenmonopillen werden ohne Pillenpause eingenommen, Blutungsfreiheit sollte sich nach acht Wochen einstellen.

Halten Schmierblutungen länger als sechs bis acht Wochen trotz regelmäßiger Anwendung an, sollte diese Therapieform abgebrochen werden, denn ständige Schmierblutungen beeinflussen die Zufriedenheit (Compliance) und sind nicht zuletzt bei einer Endometrioseerkrankung kontraproduktiv: Durch ständiges Bluten können über die Eileiter Gewebsbestandteile in die freie Bauchhöhle gelangen und zu neuen Endometrioseherden führen.

Wichtig: Gestagenmonopillen sind für eine Folgetherapie nach einer Operation einer rektovaginalen Endometriose therapeutisch nicht geeignet!

Die Langzyklusanwendung

Levonorgestrel ist ein stark blutungsstillendes Gestagen mit einer geringen Thrombosegefahr, es wird deshalb auch in Hormonspiralen verwendet.

Als kombinierte Pille bezeichnet man eine Pille, die aus einem Östrogen und einem Gestagen besteht. Eine Pille, die seit vielen Jahren in der Langzyklusanwendung bei Endometriose angewendet wird, heißt als Orginalpräparat Valette. Von dieser Pille gibt es mittlerweile verschiedene Präparate mit der gleichen Wirkstoffzusammensetzung (Generika), die alle eine gute Wirksamkeit aufweisen.

Seit mehr als 20 Jahren benutzt man dienogesthaltige Kombinationspillen im Langzyklus bei Endometriose. Was aber heißt nun Langzyklus? Während man bei einer Kombinationspille in aller Regel am ersten Tag der Regelblutung beginnend 21 Tage eine Pille einnimmt, um nach diesen 21 Tagen eine siebentägige Pause einzulegen, wird im Langzyklus diese Pause für mehrere Monate oder bis zu einem Jahr ausgelassen.

Die Langzyklusanwendung ist eine sogenannte Off-Label-Medikation. Der Arzt hat auf eventuelle Risiken und Nutzen hinzuweisen; natürlich besteht aber eine langjährige Erfahrung im Bereich Endometriosebehandlung.

Typische Indikationen für den Langzyklus mit einer kombinierten Pille:

- Patientinnen benötigen die östrogene Komponente in ihrer Pille beispielsweise bei Akne, rezidivierenden Eierstockzysten oder Depressionen.
- Patientinnen leiden bei Gestagenmonotherapie unter Nebenwirkungen.
- Patientinnen mit chirurgisch komplett operierter Endometriose (R0) im Stadium I–II aufweisen. In allen anderen Stadien setzen wir primär Dienogest ein.

Was ist die Idee dahinter? Jede Menstruation führt auf der einen Seite zu einer Kontraktion der glatten Muskulatur der Gebärmutter und verursacht damit starke Regelschmerzen. Gleichzeitig gelangt über eine retrograde Menstruation Blut zusammen mit aktiven Endometriumzellen in die Bauchhöhle. Diese können sich dort bei einem entsprechenden Milieu implantieren.

Bei wenigen Patientinnen kommt es auch bei einer Behandlung mit dienogesthaltigen, kombinierten Pillen im Langzyklus zu Schmier- oder Durchbruchblutungen. Entstehen diese Blutungen auch nach einer mehrmonatigen Einnahme weiterhin, macht man im laufenden Zyklus eine einwöchige Pause, um danach erneut mit einer Langzyklusanwendung zu beginnen.

Häufig können sich durch eine Pilleneinnahme im Dauerzyklus (Langzyklus) die Beschwerden bessern.

Bestehen bereits in der Einführungsphase einer Kombinationspille nach zwei bis drei Monaten noch immer Schmierblutungen trotz gewissenhafter regelmäßiger Einnahme, sollte man auch die Wirkstoffkombination überprüfen und levonorgestrelhaltige Pillen versuchen.

GnRH-Analoga und Add-back-Verfahren

GNRH-Analoga werden nur noch selten eingesetzt, da viele Therapiekonzepte mit weniger Nebenwirkungen verfügbar sind.

Der Begriff klingt abstrakt: GnRH-Analoga (engl. *Gonadotropin Releasing Hormon)* sind Arzneistoffe, die eine ähnliche chemische (analoge) Struktur und Wirkung haben wie das normalerweise im Zwischenhirn gebildete natürliche GnRH. Dieses Hormon sorgt für die Bildung von Fruchtbarkeitshormonen (LH, FSH), die wiederum die Produktion von Östrogen und Progesteron in den Eierstöcken der Frau anregen.

GnRH-Analoga führen zu einer Downregulation der für das Hormon zuständigen Rezeptoren in der Hirnanhangsdrüse und somit – nach einem kurzfristigen Anstieg der Geschlechtshormonsekretion – nach zwei bis drei Wochen zu einer vollständigen Hemmung der Geschlechtshormone! Hiervon sind sowohl der Östrogen- als auch der Testosteronspiegel betroffen.

GnRH-Analoga setzt man neben der Endometriosetherapie auch bei der Behandlung von östrogenrezeptorpositiven, prämenopausalen Brustkrebspatientinnen sowie des Prostatakarzinoms bei Männern ein. Der Hintergrund für die Endometriosepatientin: Durch die Blockade der zentralen Hormonsteuerung durch diese Medikamente fallen nicht nur die Regelblutung und Regelschmerzen weg, sondern auch die Endometrioseherde schmelzen ein.

Durch GNRH-Analoga wie Leuprorelinacetat (z. B. Enantone-Gyn) oder Goserelinacetat (z. B. Zoladex) kommt es zur Blutungsfreiheit, Myome (gutartige Muskelknoten in der Gebärmutter) werden kleiner, Endometrioseschmerzen verbessern sich. Leider führen die Medikamente aber auch zu negativen Ereignissen wie Libidoverlust, Schweißausbrüchen oder Wassereinlagerungen (Ödeme).

Bei einer Anwendung von mehr als sechs Monaten kann es zu einer verminderten Knochendichte kommen. In der Regel werden GNRH-Analoga als Depotspritzen mit einer Wirkungsdauer von einem, drei oder sechs Monaten verabreicht.

Die starken Nebenwirkungen von GNRH-Analoga lassen sich durch eine sogenannte Add-back-Therapie deutlich vermindern. Nachdem die zentrale Hormonsteuerung vollständig blockiert ist, gibt man zusätzlich eine monophasische Pille als Begleitmedikation.

Seit dem Beginn der Dienogesttherapie (siehe Seite 49) haben GNRH-Analoga nur noch eine geringe Bedeutung bei der Endometriose- und auch bei der Myomtherapie. In der Tumortherapie hingegen hat sie vor allem in der Palliativtherapie einen großen Stellenwert. Ferner wird sie auch in der Kinderwunschbehandlung kurzfristig eingesetzt, um einen zu frühen Eisprung zu verhindern.

Das Risiko einer Osteoporose unter GnRH-Analoga kann durch eine Ergänzung mit Präparaten verbessert werden, die mit Kalzium und Vitamin D versorgen. Eine weitere Alternative sind sogenannte Bisphosphonate, die den Knochenabbau verlangsamen sollen. Ihre Wirkstoffe (z. B. Alendronat, Risedronat, Ibandronat und Zoledronat) beeinflussen die Knochenmasse und können so das Frakturrisiko senken.

In schweren, in der Standardtherapie nicht beherrschbaren Endometriosefällen kommen auch noch aus der Brustkrebstherapie stammende Medikamente in Betracht: Die sogenannten Aromatasehemmer hemmen die lokale Östrogenproduktion in Endometrioseläsionen, im Fettgewebe, Muskel- und Ovargewebe. Als Off-Label-Use-Anwendung sollte diese Möglichkeit nur bei bisheriger Therapieresistenz diskutiert werden. Mögliche Nebenwirkungen: Übelkeit, Durchfall, Kopfschmerzen.

Bleibt festzuhalten: Die Möglichkeiten einer hormonellen Therapie sind vielfältig, jedoch oft nicht ohne Nebenwirkungen. Eine lebenslange Begleitung durch ein interdisziplinäres Team aus Ärzten und Therapeuten ist daher wichtig.

Checkliste – 3 Möglichkeiten der medikamentösen Langzeittherapie:

- **Gestagenmonotherapie (Dienogest);** alternativ: Spirale (LNG), Hormonstäbchen oder Dreimonatsspritze
- **kombinierte Antibabypille** (alternativ: Verhütungsring)
- **GnRH-Analoga** max. sechs Monate (Nebenwirkungen beachten!)

Schmerzmittel: Bewährte Wirkstoffkombinationen

Schmerzmittel eignen sich für die meisten Frauen, können jedoch auch zu Übelkeit und Magenschmerzen führen.

Wie viele Betroffene bereits leidvoll erfahren mussten, ist der Endometrioseschmerz häufig ein starker und krampfartiger Schmerz. Häufig finden sich auch Schmerzqualitäten, die aufgrund der entzündlichen Reaktion der Endometriose bestehen. Aus diesem Grund haben sich krampflösende und entzündungshemmende Wirkstoffkombinationen bewährt.

Metamizol

Dieses stark krampflösende Schmerzmittel – bekannt als Novalgin oder Novaminsulfon – existiert in Tropfenform (viermal 15 bis 30 Tropfen pro Tag) oder als Tablette (viermal täglich 1–2 [500 mg] Tabletten), auch Ampullen zur Injektion in die Vene sind verfügbar.

Jede Patientin, die einmal eine Nieren- oder Gallenkolik bekommen hat, wird die Vorzüge dieses Medikamentes gespürt haben. Es wirkt entkrampfend auf die glatte Muskulatur und wird insgesamt gut vertragen. Bei einer Anwendung mittels der Tropfenvariante ist darauf zu achten, dass die pro Tag viermalige Gabe eingehalten wird. Einige Patientinnen versuchen weniger einzunehmen, was aber nicht sinnvoll ist, da Metamizol in dieser Form nur eine kurze Halbwertzeit im Körper hat.

Vorteilhaft ist, dass Metamizol nicht wie andere nichtsteroidale Antirheumatika (NSAR) eine Wirkung auf die Magen- oder Darmschleimhaut hat, was gerade bei Schmerzen im Unterbauch kontraproduktiv ist. Aufgrund dieser Eigenschaft ist Metamizol auch eine gute Alternative für Patientinnen mit Magen- und/ oder Darmgeschwüren oder einem Reflux von Magensäure.

Das Schmerzmittel Metamizol wird auch bei Magendarmproblemen gut vertragen.

Sollte es wider Erwarten zu einer Magenunverträglichkeit kommen, können ein Wechsel von Metamizoltropfen auf Tabletten sowie eine Dosisreduktion versucht werden. Auch in Kombination mit anderen Schmerzmitteln wie Ibuprofen (siehe Seite 62) kann Metamizol verabreicht werden.

Leider kommt es durch die Einnahme in seltenen Fällen zu einer Veränderung des Blutbildes bis hin zu einer Agranulozytose – einer starken Verminderung der weißen Blutkörperchen. Bei einer langfristigen Anwendung empfehle ich daher in einem vierwöchigen Rhythmus die Blutbildkontrolle.

Insgesamt ist die Risikobewertung für Medikamente in Europa sehr unterschiedlich. Während in Deutschland eine Rezeptpflicht besteht, ist Metamizol im skandinavischen und angelsächsischen Raum nicht auf dem Markt. In Spanien, Brasilien, Mexiko und Israel ist es frei verkäuflich und wird beispielsweise auch bei Zahnschmerzen angewendet.

Butylscopolamin

Von diesem Wirkstoff sind Buscopan oder Buscopan Plus (als Kombination mit Paracetamol) die bekanntesten Vertreter. Es gibt sie in zwei Darreichungsformen als Tabletten oder Zäpfchen (Suppositorien). Letztere können sinnvoll sein, wenn große Probleme beim Schlucken oder auch allgemeine Magendarmprobleme vorliegen.

Butylscopolamin ist ein mittelstarkes und krampflösendes Schmerzmittel, das sich vor allem als Zäpfchen in Verbindung mit Paracetamol in der Schmerztherapie bei Dysmenorrhoe, Adenomyose und Endometriose bewährt hat. Der Wirkstoff blockiert die Bildung von Prostaglandinen und damit von Botenstoffen, die an der Entstehung von Entzündungen, Schmerzen und Fieber beteiligt sind. In Deutschland ist Butylscopolamin frei verkäuflich erhältlich.

Bei der Einnahme von Buscopandragees sollte beachtet werden, dass diese circa 41 Milligramm Sucrose (Zucker) beinhalten, und daher nicht von Patientinnen mit einer Fruktoseintoleranz, Glukose-Galaktose-Malabsorption oder einem Saccharose-Isomaltase-Mangel eingenommen werden können. Dies sind jedoch sehr seltene Stoffwechselerkrankungen und die beschriebene Einschränkung gilt nur für die Dragees, ansonsten sind Buscopanpräparate gluten- und laktosefrei.

Ibuprofen

NSAR (Nicht steroidale Antirheumatika) wie Ibuprofen werden zur Behandlung von Fieber, Schmerzen und Entzündungen eingesetzt. Die WHO ordnet Ibuprofen in die Liste der unentbehrlichen Arzneimittel ein, was natürlich bereits viel über dieses Schmerzmittel aussagt.

Während eine Dosierung von beispielsweise 400 Milligramm Ibuprofen und eine Tagesdosis von 1200 Milligramm in Deutschland rezeptfrei zugänglich sind, ist in den USA eine Tagesdosis bis 1600 Milligramm rezeptfrei. Generell sind NSAR bei entzündlichen Prozessen effektiv und können auch in der Frühschwangerschaft relativ sicher für das Kind eingenommen werden. Hinsichtlich möglicher Nebenwirkungen für Magen, Darm, Nieren oder Herz gelten aber auch bei NSAR Vorsichtsmaßnahmen hinsichtlich Dosierung und Anwendungsdauer.

Bei einer langfristigen Anwendung von Ibuprofen treten leider häufiger Magendarmblutungen oder auch Geschwüre auf. Bei Morbus Crohn oder Colitis ulcerosa (siehe Seite 36) kann Ibuprofen einen Krankheitsschub auslösen.

Bei regelmäßiger Anwendung von NSAR sollten zusätzlich H2-Blocker wie Pantoprazol 20 (40 mg) ein- bis zweimal täglich angewendet werden.

Es gibt ferner Wechselwirkungen mit Gerinnungshemmern (Antikoagulantien), deren Wirkung durch die Einnahme von Ibuprofen verstärkt wird. Auch bestehen Risiken, wenn aufgrund einer Depression mit Lithiumsalzen behandelt wird, denn: Bei gleichzeitiger Einnahme von Lithium und Ibuprofen wird Lithium weniger durch die Nieren ausgeschieden, was zu Vergiftungserscheinungen (Intoxikation) führen kann. Bei Nieren- und Lebererkrankungen ist generell Vorsicht geboten. Bei Langzeitanwendung muss eine mögliche negative Wirkung auf den Herzmuskel beachtet werden.

Acetylsalicylsäure

ASS (Acetylsalicylsäure) gibt es als Tabletten, Brausetabletten oder Ampullen zur Infusion. Der bekannte Wirkstoff hat fiebersenkende, entzündungshemmende und schmerzstillende Effekte. Bei starken Regelschmerzen eignet sich die Gabe einer Ampulle Aspisol mit 0,5 Gramm Acetylsalicylsäure als Kurzinfusion zur schnellen Schmerzreduktion. Vorteilhaft ist eine mögliche Anwendung mit ASS auch bei Leberfunktionsstörungen. Leider können bei hochdosierter Langzeitanwendung jedoch Magen- und Darmblutungen eine Nebenwirkung sein.

> Die bekannte Acetylsalicylsäure wirkt fiebersenkend, entzündungshemmend und schmerzstillend.

Ferner hat ASS eine Wirkung auf das Gerinnungssystem und ist daher mindestens eine Woche vor einer geplanten Operation abzusetzen. Bei Kindern unter zwölf Jahren sollte man kein ASS aufgrund der seltenen Gefahr eines Reye-Syndroms anwenden. Diese schwere und lebensbedrohliche Erkrankung von Gehirn und Leber (hepatische Enzephalopathie) bei Kindern tritt offensichtlich insbesondere nach einem Virusinfekt und gleichzeitiger ASS-Gabe auf. Die genauen Zusammenhänge der Krankheitsmechanismen sind nicht vollständig geklärt.

Auf der anderen Seite wird gerade die Auswirkung auf die Blutgerinnung therapeutisch genutzt. In einer Dosierung von 100 Milligramm ASS wird der Wirkstoff etwa zur Herzinfarktprophylaxe oder bei Durchblutungsstörungen nach Herzinfarkten oder Schlaganfällen eingesetzt.

In der Geburtshilfe nutzen wir diese niedrigdosierten ASS-Gaben bei Plazentainsuffizenz und zur Präeklampsievorbeugung. Das Heidelberger Krebsforschungszentrum empfiehlt die niedrigdosierte ASS-Therapie auch bei Patientinnen mit familiärer Belastung eines kolorektalen Karzinoms.

Opioide und Opioid-Kombinationspräparate

Opioide sind Abkömmlinge des Morphiums (wird aus Schlafmohn gewonnen), die nur bei starken Schmerzen eingesetzt werden sollten, denn: Die mit Opioiden verbundenen Gefahren sind Abhängigkeit und ein Suchtpotenzial. In der Endometriosetherapie werden bei entsprechender Notwendigkeit Tramadol und Tilidin verwendet.

Opioide sollten jedoch nur dann zum Einsatz kommen, wenn eine Schmerztherapie mit konventionellen Schmerzmitteln nicht ausreichend erscheint. Um die Dosis der Opioide zu minimieren, können diese zentral (im Gehirn) wirksamen Schmerzmittel mit peripher wirkenden Schmerzmitteln wie beispielsweise Paracetamol kombiniert werden. Diese Wirkstoffkombination vermindert die Nebenwirkungen des Opioids und verstärkt die Wirkung von Paracetamol. Es existieren feste Wirkstoffkombinationen aus 37,5 Milligramm Tramadol mit 325 Milligramm Paracetamol in Tablettenform.

Wichtig: Während der Einnahme dieser Präparate sollte man auf den Genuss von Alkohol verzichten, da Leberschäden auftreten können und auch das Reaktionsvermögen beeinträchtigt wird.

Postoperativ wird bei Schmerzen auch häufig der „Würzburger Schmerztropf“ verwendet. Die von der Universität Würzburg

(1986) entwickelte Infusion besteht aus einer Kombination verschiedener Arzneimittel: Tramadol und Metamizol (im Original: zusätzlich mit Haloperidol und Clomipramin). Heute wird zusätzlich zu den Komponenten Tramadol und Metamizol das Droperidol verwendet. Droperidol hat neben einer sedierenden und antipsychotischen Wirkung auch eine deutliche Wirkung gegen Erbrechen und Übelkeit und damit gegen die typischen Nebenwirkungen von Opioiden.

Raum und Zeit: Rehabilitation

Nach großen Operationen, z. B. bei Beteiligung des Darms oder bei ausgedehnten Verwachsungen, Endometriosebefunden oder intraoperativen Komplikationen, ist eine medizinische Rehabilitation (Reha) im Sinne einer Anschlussheilbehandlung (AHB) von Nutzen. Vielen Frauen ist es nach der Operation schlicht nicht möglich, direkt wieder in ihr Berufs- oder das Alltagsleben einzusteigen und wie gewohnt zu „funktionieren".

Wichtig: Eine Anschlussheilbehandlung muss innerhalb von 14 Tagen nach dem Krankenhausaufenthalt angetreten werden! In aller Regel organisiert die Anschlussheilbehandlung der soziale Dienst der operierenden Klinik. Anspruch besteht bei medizinischer Notwendigkeit. Das heißt, wenn die medizinische Rehabilitationsmaßnahme erforderlich ist, damit Sie wieder eigenständig Ihren Alltag bestreiten können beziehungsweise an den Arbeitsplatz zurückkehren.

Auf Anschlussheilbehandlung spezialisierte und durch die Stiftung Endometrioseforschung zertifizierte Klinken

- Fachkliniken der Eisenmoorbad Bad Schmiedeberg Kur GmbH, Sachsen-Anhalt
- Asklepiosklinik Jodsole- und Moorheilbad Bad Schwartau, Schleswig-Holstein
- Städtische Rehakliniken Bad Waldsee, Baden-Württemberg
- Ameos Reha Klinikum Ratzeburg, Schleswig-Holstein
- Median Klinik Schlangenbad, Rheingau-Taunus-Kreis Hessen

In der Reha entsteht Kontakt zu anderen Frauen mit der gleichen Erkrankung – viele entlastet allein dieses Gemeinschaftsgefühl.

Rehamaßnahmen finden in der Regel stationär in auf die Erkrankung spezialisierten Kliniken statt. Ein Team unter anderem aus Ärzten, Physiotherapeutinnen, Ernährungsberatern und Psychotherapeuten betreut die Patientinnen, die über die vielfältige Erkrankung Endometriose fundiertes Wissen vermittelt bekommen. Wer seine Erkrankung versteht, kann besser mit ihr umgehen.

Auch vorgesehene Folgetherapien beginnen bereits in der Reha, so können Wirkungsweisen notwendiger Medikamente und deren Nebenwirkungen verständlich vermittelt werden. Auch ein Konzept zur Schmerztherapie sollte bei Bedarf initiiert werden. Dazu kommen in der Regel unterschiedliche Naturheilverfahren mit Wasser, Sole, Moor, Fango und vielem mehr.

Das Sportprogramm sieht Bewegung in Form von Aquagymnastik, Nordic Walking oder Schwimmen vor. Bewegung und Entspannung wechseln sich ab: Entspannungstechniken wie die progressive Muskelrelaxation nach Jacobson, autogenes Training oder Qigong werden erlernt. Die Patientinnen werden zudem über die Vorzüge einer vollwertigen Ernährung informiert.

In der Psychotherapie erfolgen vielfältige Gespräche – auch im Rahmen von Gruppentherapien. Vielleicht führt dies dazu, dass Sie sich mit Gleichgesinnten anfreunden oder sich bereits um eine psychologische Folgetherapie zu Hause bemühen können. Vielleicht stellen Sie auch fest, dass Sie sich nach der Reha gerne einer Selbsthilfegruppe in Ihrer Nähe anschließen möchten.

Klar ist: Ein umfassendes Rehakonzept stärkt die Patientinnen nach der Operation und führt zu einem offeneren Umgang mit der Erkrankung. Betroffene Frauen können sich – über einige Wochen herausgenommen aus ihrem Alltag – auf sich selbst und den Heilungsprozess konzentrieren. Die vermittelten Impulse zur Änderung des Lebensstils ebenen den Weg, damit der Neustart zurück in Alltag und Beruf gut gelingen kann.

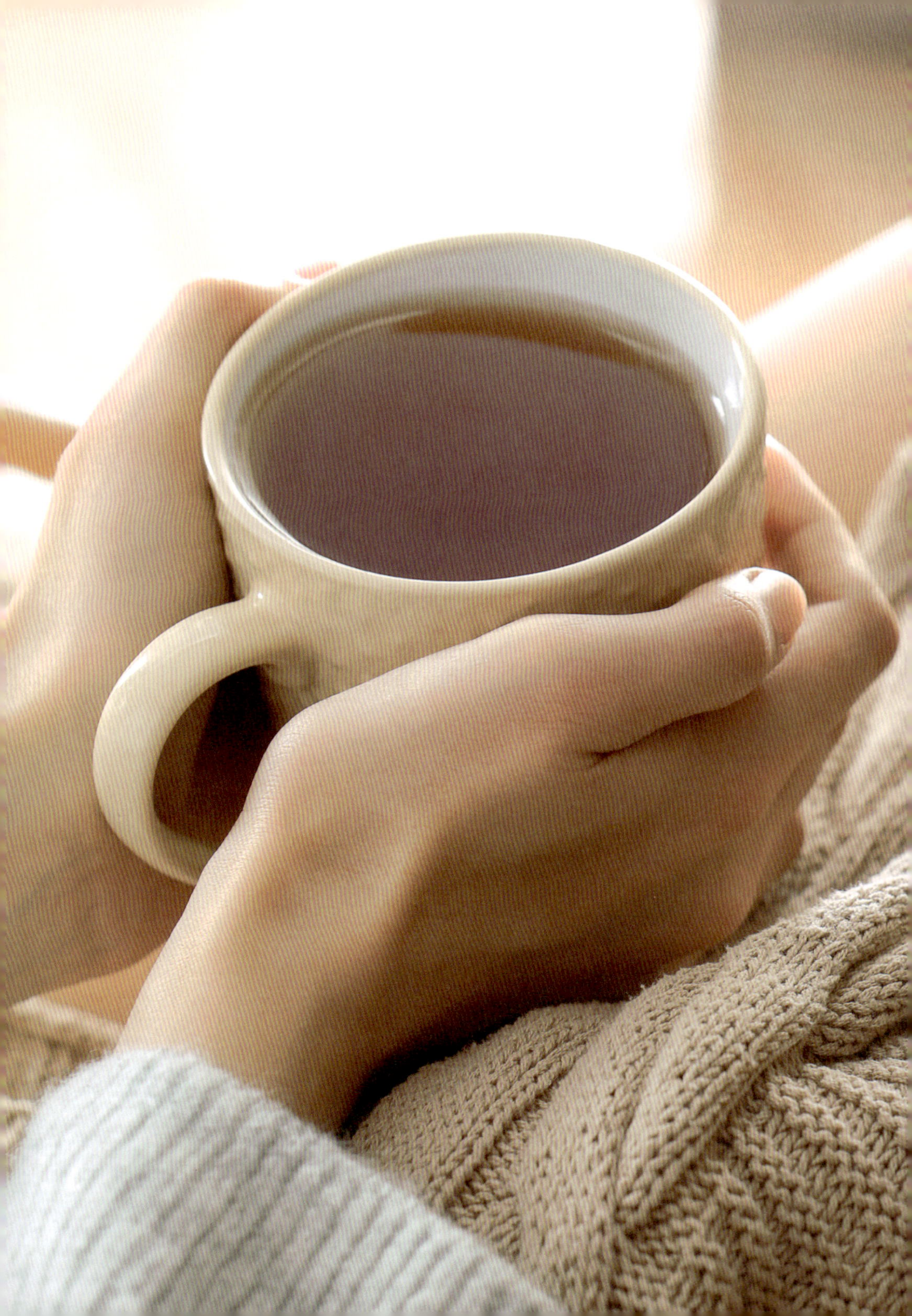

GANZHEITLICHES KONZEPT WESTLICHER UND ÖSTLICHER HEILVERFAHREN

Gerade bei Erkrankungen wie Endometriose ist eine ganzheitliche Betrachtung sehr wichtig. In den nächsten Kapiteln gebe ich Ihnen daher über verschiedene Methoden, die sich in der Naturheilkunde wie auch der traditionellen chinesischen und ayurvedischen Medizin bewährt haben, einen kleinen Überblick. In diesem Kapitel erfahren Sie: Wie können naturheilkundliche Verfahren das Behandlungskonzept ergänzen? Wann sind traditionelle asiatische Heilmethoden einen Versuch wert? Welche Wege kann psychologische Beratung eröffnen?

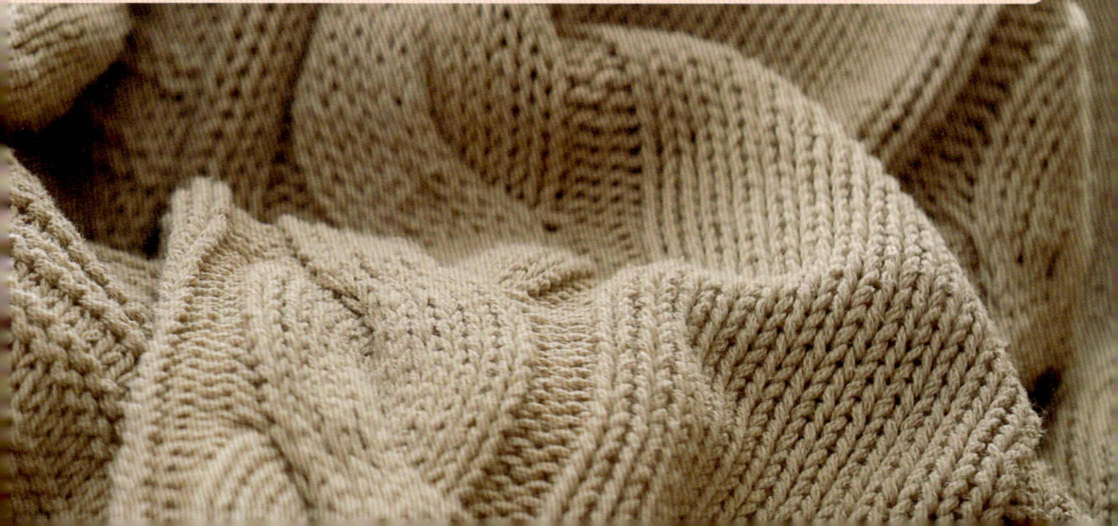

Klassische Naturheilverfahren

Bei einem ganzheitlich orientierten Behandlungskonzept greifen verschiedene Behandlungsmodule multimodal ineinander, um möglichst individuell auf die persönliche Situation zugeschnitten optimale Behandlungsergebnisse zu erzielen.

Verfahren der Naturheilkunde

Hydrotherapie: Wasserheilkunde als Teil der physikalischen Therapie
Thermotherapie: Wärmetherapie als Teil der physikalischen Therapie
Phytotherapie: Pflanzenheilkunde, auch Kräutermedizin genannt
Bewegungstherapie: Teil der Physiotherapie, oft noch als Krankengymnastik bezeichnet
Ordnungstherapie: soll das Gleichgewicht im Lebensstil wiederherstellen

Hydrotherapie

Chronische Schmerzprozesse können mittels kalter und warmer Wasseranwendungen gemildert werden: Die Hydrotherapie beispielsweise mit Güssen, gehört zu den verbreiteten klassischen Naturheilverfahren, die insgesamt Wasser, Licht, Kälte und Wärme sowie die Anwendung von pflanzlichen Medikamenten (Phytotherapie) nutzen, um akute oder chronische Erkrankungen zu behandeln und ihnen vorzubeugen. Die Anwendung von Wasser ist in Deutschland eng mit Pfarrer Sebastian Kneipp (1821–1897) verbunden, dessen 200. Geburtstag im Jahr 2021 gefeiert wurde. Sebastian Kneipp setzte Wasser auch in Halb-, Teil- und Vollbädern wie auch kalten und warmen Wickeln ein.

Als er eine cholerakranke Magd mit heißen Wickeln behandelte, mehrten sich die Widerstände. Kneipp wurde 1853 erstmals wegen Kurpfuscherei angezeigt und erhielt Unterlassungsklagen wegen des Vergehens gegen das Kurierverbot. Vor allem das Wassertreten machte ihn über die Grenzen Deutschlands bekannt, und Bad Wörishofen, wo Kneipp gelebt und gewirkt hat, wurde zum bekanntesten Kneippkurort.

Was heute leider etwas in Vergessenheit geraten ist: Der eigentliche Begründer der klassischen Wassertherapie in Deutschland war nicht Kneipp, sondern Johann Siegmund Hahn (1696–1773). Sein Buch „Unterricht von Krafft und Würckung des frischen Wassers in die Leiber der Menschen, besonders der Krancken, bey dessen innerlichen und äußerlichen Gebrauch" wurde 1738 erstmals veröffentlicht und machte später auch Sebastian Kneipp auf diese Therapieform aufmerksam.

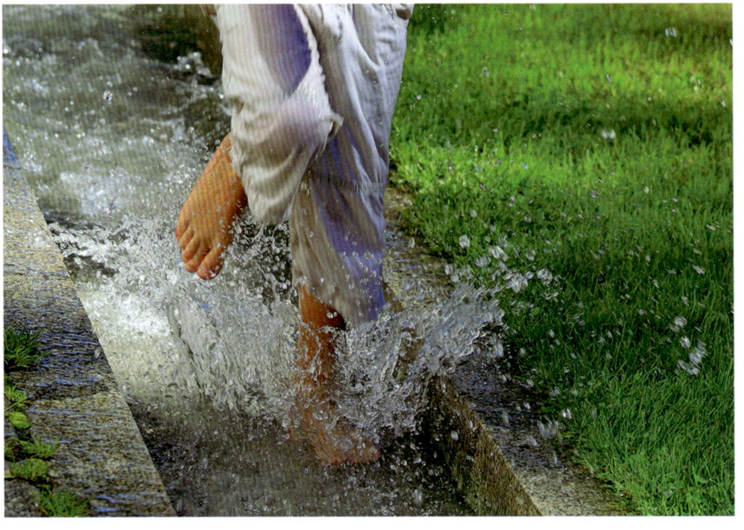

Die Balneotherapie kommt häufig im Rahmen einer Kur zum Einsatz

Wassertreten und Bädertherapie

Wasser und Bäder (Balneotherapie) haben einen festen Platz in der Schmerztherapie der Endometriose. Sitzbäder, Teilbäder mit ansteigender Wassertemperatur von 28 bis 32 °C mit Zusätzen wie Rosmarin, Melisse oder Schafgarbe haben beispielsweise eine muskelentspannende und schmerzlindernde Wirkung.

Wohltuende Badezusätze in der Balneotherapie sind Rosmarin, Melisse oder Schafgarbe.

Für Kneippsche Güsse benötigt man eigentlich nur eine Dusche, im Sommer kann man auch draußen einen Gartenschlauch benutzen. Wichtig bei allen Güssen: Der Wasserstrahl sollte stets das ganze Bein oder den ganzen Arm ummanteln.

Es gibt auch spezielle Schläuche für die Kneippanwendungen, die man über Adapter beziehungsweise Schraubverbindungen an den Wasserhahn der Dusche oder Wanne anbringen kann. Es reicht aber auch, wenn Sie über den Duschkopf einen Waschlappen stülpen. Ziel ist: Das bei Güssen oft kalte Wasser sollte einen weichen Strahl haben und nicht spritzen.

Bei Bädern und Güssen werden ferner aufsteigende und absteigende Wärmeapplikationen unterschieden. Bei den absteigenden wie beispielsweise einem Fußbad, fangen Sie mit einer Wassertemperatur an, die ungefähr ihrer eigenen Körpertemperatur entspricht. Innerhalb von zehn bis 20 Minuten wird dann langsam kaltes Wasser hinzugefügt bis zu Erreichen einer Temperatur, die etwa zehn bis 15 °C unter der Körpertemperatur liegt. Dieses Vorgehen hat sich etwa bei Fieber bewährt.

Wassergüsse nach Kneipp

Bei Kaltwasseranwendungen wird immer von herzfern nach herznah gegossen.

Allgemein stärkenden Effekt und eine Alternative bei Schlafstörungen sind Kaltwassergüsse, dabei gilt grundsätzlich: Den Wasserstrahl immer von herzfern nach herznah führen und dabei rechtsseitig mit den Extremitäten beginnen. Das Wasser sollte so kalt wie möglich sein, aber kein schneidendes Kältegefühl erzeugen. Auch sollte es um die Füße herum ablaufen können, damit Sie nicht permanent im kalten Wasser stehen.

Fangen Sie zuerst mit kleinen Reizen wie einem Knie- oder Armguss an, um sich an die Kälteanwendungen zu gewöhnen. Sie haben einen insgesamt belebenden und anregenden Effekt, was den Kreislauf unterstützen als auch das Nervensystem ansprechen kann.

Der kalte Knieguss
wird angewendet unter anderem bei: Venenproblemen, Krampfadern, schweren Beinen, Infektanfälligkeit; er kräftigt den gesamten Organismus und verbessert den Schlaf.
So geht's: Am rechten Fußrücken beginnen, dann an der Außenseite des Unterschenkels hoch bis zum Knie gießen und dort fünf Sekunden den Wasserstrahl belassen. In diesen fünf Sekunden das Knie umkreisen, damit der ganze Unterschenkel gut ummantelt wird. Danach an der Unterschenkelinnenseite wieder nach unten wandern und auf die Gegenseite (linker Unterschenkel) wechseln.
Pro Bein zwei Wiederholungen.

Prinzipiell sollte man je Gussstelle fünf Sekunden verweilen, bevor man auf die andere Seite wechselt. Insgesamt sollten mindestens zwei, maximal sechs Wiederholungen pro Seite erfolgen. Ob Knie-, Schenkel- oder Vollguss: Abschließend werden stets die Fußsohlen begossen.

Nach dem Guss streift man mit den Händen das Wasser vom Körper (nicht abtrocknen), wodurch noch Verdunstungskälte entstehen kann. Falls es dann doch zu kalt werden sollte, kann man sich mit einem Handtuch abtupfen (nicht abrubbeln). Einzige Ausnahme sind die Zehenzwischenräume, diese sollte man immer sorgfältig abtrocknen.

Nach dem Guss sollte man sich aktiv bewegen, damit der Körper wieder warm wird. Wer besonders kälteempfindlich ist, kann mit Wollsocken und warmer Trainingsbekleidung nachhelfen.
Praxistipp: Man sollte die Güsse mindestens dreimal pro Woche anwenden. Patientinnen mit niedrigem oder hohem Blutdruck sollten vor der Anwendung ihren Hausarzt befragen. Man sollte ferner keine Güsse bei allen akuten Erkrankungen machen.

Ein wärmender Lumbalguss kann Endometrioseschmerzen wohltuend lindern.

Lumbalguss mit ansteigender Wärme
wird angewendet unter anderem bei: muskulären Verspannungen und Schmerzen im unteren Rücken und Kreuzbeinbereich, Verstopfung (Obstipation), Endometrioseschmerzen
So geht's: Der Lumbalguss sollte im Sitzen durchgeführt werden. Hierzu können Sie einen Hocker in die Duschwanne stellen oder sich auf den Rand der Badewanne setzen. Das Wasser sollte unmittelbar über den unteren Rücken fließen, ohne zusätzlich über die Beine zu laufen. Ein Partner kann bei der Durchführung behilflich sein. Während der Anwendung wird die Temperatur langsam von circa 34 °C bis maximal 43 °C (Vorsicht vor Verbrühung!) erhöht. Führen Sie währenddessen den Guss mehrere Minuten durch, bis der untere Rücken eine Rötung (verstärkte Durchblutung) aufweist.

Danach wird der Rücken gründlich abgetrocknet und sofort wärmende Kleidung angezogen. Versuchen Sie, abschließend Ihre Muskulatur zu lockern, indem Sie den Rücken vorsichtig rumpfkreisend in alle Richtungen bewegen.

Entspannende Teil- und Vollbäder

Den entspannenden Effekt von warmen Vollbädern kennen die meisten von uns. Falls Herzkreislauferkrankungen vorliegen, sollte man jedoch lieber Teil- oder Sitzbäder anwenden. Bei einem Teilbad grenzt die Wasserlinie unterhalb der Brust. Hierdurch resultiert eine geringere Wirkung auf den Kreislauf, was auch bei Unterbauchschmerzen oder Dysmenorrhoen (siehe Seite 17) bedeutsam sein kann.

Ansteigendes Halbbad

Bei einem ansteigenden Halbbad beginnen Sie mit einer Temperatur von 37 °C und erhöhen die Wassertemperatur langsam innerhalb von zehn bis 20 Minuten durch Nachgießen heißen Wassers bis auf 43 °C. Dies erhöht den entspannenden Effekt auf die Muskulatur. Über die Zugabe von Badezusätzen kann der Effekt nochmals gesteigert werden. Auch der Zusatz beispielsweise von Melissen- oder Lavendelöl wirkt aufgrund seines Duftes eher beruhigend und entspannend, während Zitrusöl eine belebende Wirkung hat.

Entspannendes Vollbad mit Schafgarbe

Ein Vollbad mit einem Schafgarbenzusatz hat sich bei Krämpfen, Menstruationsschmerzen und Magendarmbeschwerden bewährt. Schafgarbe wirkt krampflösend und entspannend.

So geht's: Einen Liter Wasser zum Kochen bringen und 100 Gramm Schafgarbenblüten mit Kraut (Apotheke) übergießen. Den Sud 20 Minuten ziehen lassen und dem vorbereiteten Badewasser zufügen.

Badetemperatur im Vollbad: bis 40 °C, Badedauer: 20 Minuten

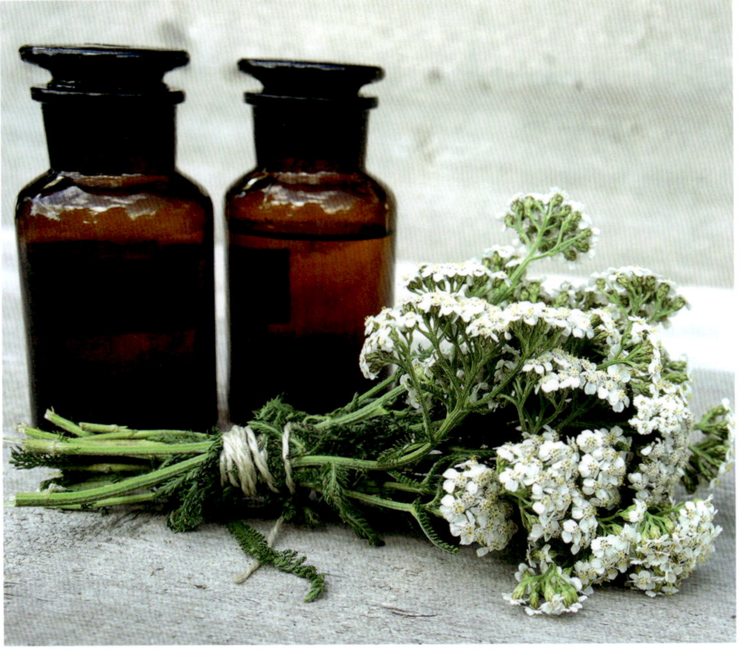

Ein Bad mit Schafgarbe wirkt krampflösend und entspannend

Ein traditionelles Hausmittel bei schmerzhaften Regelblutungen sind Sitzbäder mit Kamillenblüten. Auch bei schlecht heilenden Wunden, z. B. nach einem Dammschnitt, können Sitzbäder mit einem Zusatz aus Kamille oder Eichenrindenextrakt (Tannolact) unterstützen. Hierbei werden zusätzlich die entzündungshemmenden und antibakteriellen Eigenschaften der Gerbstoffe des Eichenrindenextrakts ausgenutzt. Die Anwendung lässt sich einfach umsetzen.

Sitzbad mit Kamillenblüten

Warme Sitzbäder fördern die Entspannung, ein Badezusatz mit Kamille kann entzündungshemmende, antibakterielle und krampflösende Wirkung entfalten.

So geht's: Nehmen Sie vier bis sechs gehäufte Esslöffel (entspricht circa 50 Gramm) Kamillenblüten (Apotheke) auf einen Liter kochendes Wasser. Lassen Sie bitte die Kamillenblüten etwa 15 Minuten ziehen und fügen dann den Sud dem Sitzbad hinzu. Achten Sie beim Eingießen darauf, sich nicht zu verbrühen!

Badetemperatur im Sitzbad: circa 37 °C, Badedauer: 10 bis 15 Minuten

Grundsätzlich sollte man bei weiteren Anwendungen mit Kamille wie Augenspülungen oder Inhalationen darauf achten, dass keine Reizzustände auftreten: Die Kamille gehört zu der Familie der Korbblütler und kann bei empfindlichen Menschen zu einer allergischen Reaktion führen.

Thermotherapie

Thermoanwendungen wie Rotlichtbehandlungen und die Heiße Rolle gehören ebenfalls zum Repertoire naturheilkundlicher Verfahren, die insbesondere bei Endometriose und Regelbeschwerden wunderbar krampf- und schmerzlösend wirken können. Nicht anwenden sollt man die Heiße Rolle bei Tumorerkrankungen oder akuten Entzündungen (z. B. bei Blinddarmentzündungen).

Moor- und Fangopackungen bei darauf spezialisierten Therapeuten sind eine weitere Möglichkeit, die wohltuende Wirkung von Wärme gerade bei Bauchschmerzen zu nutzen. In Kurkliniken verwendet man Moorbäder und Moorpackungen bei der Endometriosebehandlung, Moorlaugenbäder bei rheumatischen Erkrankungen. Auch eine Anwendung von Schwefelbädern erfolgt bei z. B. schlecht heilenden Wunden, Haut- und Stoffwechselerkrankungen.

Heiße Rolle

wird angewendet unter anderem bei: Rücken- und Regelschmerzen, Schulternackenproblemen, muskulären Verspannungen, Tennisellenbogen

So geht's: Man benötigt zwei Frotteehandtücher, heißes Wasser und gerne zusätzlich ein ätherisches Öl. Zunächst wird das erste Handtuch in der Mitte gefaltet und fest, ein wenig schräg zu einer Rolle zusammengerollt, die einem Trichter ähnelt. Das zweite Handtuch wird ebenfalls in der Mitte gefaltet und nun fest um das erste Handtuch gewickelt.

Nun füllt man in die Mitte (den Trichter) etwa einen halben bis einen Liter heißes Wasser ein. Das Wasser sollte dabei nicht aus der Rolle heraustropfen. Zum Schluss kann man auf Wunsch einige Tropfen eines ätherischen Öls (z. B. Lavendel- oder Rosmarinöl) hinzufügen.

Die Anwendung einer feuchten Wärme dringt tief in die Muskulatur ein. Die betroffenen Areale werden mit der Rolle massiert – beispielsweise auch als Partnermassage nach dem Sport. Lässt die Wärme an der Oberfläche nach, so rollen Sie das umhüllende Handtuch ein wenig ab: Es bildet sich erneut Wärme aus dem Inneren der Rolle.

Die heiße Rolle wirkt wunderbar krampf- und schmerzlösend

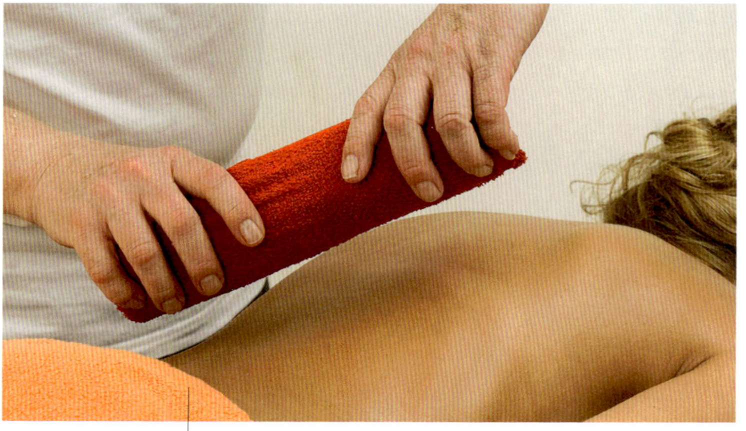

Praxistipp: Viele der vorgestellten Wasser- und Wärmeanwendungen sind traditionell tief in unserer Medizin verankert und können häufig dazu beitragen, auf den Einsatz von Medikamenten zu verzichten oder zumindest deren Dosis zu reduzieren. Ferner sind diese Verfahren jedem Menschen schnell und einfach umsetzbar zugänglich.

Phytotherapie: Kräutermedizin

Leider gibt es zu den Heilpflanzen der Phytotherapeutika für die Anwendung bei Endometriose keine wissenschaftlich fundierten Studien. Es handelt sich um eine Erfahrungsmedizin, die eine klassische Therapie nicht ersetzen, jedoch je nach Situation gut ergänzen kann. Einige dieser Heilpflanzen möchte ich Ihnen vorstellen:

Viele Arzneipflanzen wie Mönchspfeffer werden schon seit der Antike zur Linderung verschiedener Beschwerden genutzt.

Mönchspfeffer (Vitex agnus-castus) hat eine zyklusregierende Wirkung, führt auch bei Kinderwunsch zu einem stabileren Zyklus und kann Regelschmerzen reduzieren. Ferner setzt man diese Arzneipflanze auch zur Linderung bei Brustspannen (Mastodynie) ein. Die Schmerzreduktion wird durch Senkung des Prolaktinspiegels erreicht. Eine Senkung des Hormons Prolaktin (siehe

Seite 24) hat wiederum eine Auswirkung auch auf das follikelstimulierende Hormon (FSH) und damit das weibliche Östrogen.

Vitex agnus-castus sollte wegen der beschriebenen Wirkungen auf das weibliche Hormonsystem jedoch nicht während der Schwangerschaft, Stillzeit und nicht bei Patientinnen und Patienten mit Brustkrebs angewendet werden.

Für das männliche Geschlecht ist interessant, dass Vitex agnus castus auch als Keuschbaum bezeichnet wird, was auf eine weitere überlieferte Wirkung als den Geschlechtstrieb abschwächendes Mittel hinweist. Konkret: Durch eine Senkung des Testosteronspiegels soll es durch die Anwendung bei Männern zu einer Senkung der Libido kommen.

Traubensilberkerze (Cimcifuga racemosa) gehört zu den am besten untersuchten Heilpflanzen und wird bereits seit Jahrhunderten angewendet. In der modernen Medizin nutzt man ihre Eigenschaften in Stoffwechsellagen, in denen ein Östrogenmangel vorliegt. Mit Blick auf die Endometrioseerkrankung sagt man ihr auch entkrampfende und entzündungshemmende Eigenschaften nach.

In den Wechseljahren der reproduktiven in die postmenopausale Zeit wird Traubensilberkerze oft zusammen mit Soja- oder Rotkleepräparaten zur Linderung von Schweiß, Schlafstörungen, psychischen Beschwerden und vaginaler Trockenheit als Nahrungsergänzungsmittel eingenommen.

Frauenmantel (Alchemilla vulgaris) – auch als Liebfrauenmantel bekannt. Frauenmantel ist eine alte Heilpflanze, die schon im Mittelalter angewendet wurde. Sie gehört zur Familie der Rosengewächse. Ihr schöner botanischer Name Alchemilla vulgaris deutet auf die Geschichte hin, dass Alchemisten im Mittelalter versuchten, aus den vom Frauenmantel abperlenden Tautropfen Gold zu gewinnen.

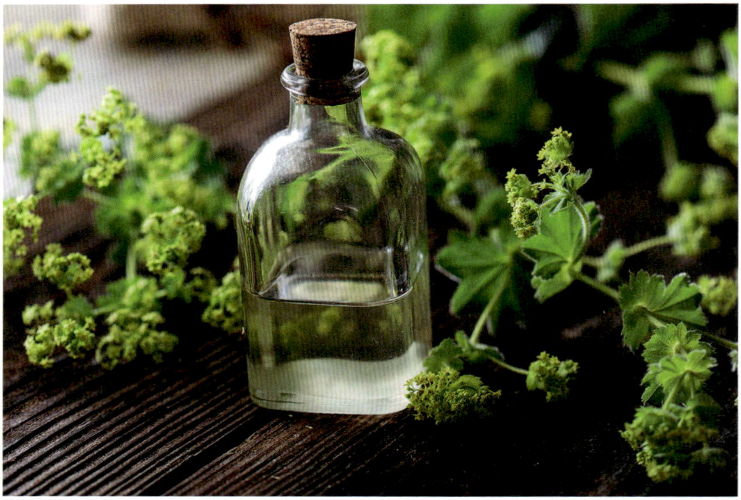

Frauenmantel wird bei Kinderwunsch, Menstruations- und Unterleibsschmerzen verwendet

Heute wird die Pflanze in erster Linie bei Kinderwunsch, Menstruations- und Unterleibsschmerzen verwendet – vor allem als Tee wie auch in Form von Tinkturen und Wundauflagen. Entzündungshemmende, krampflösende und schmerzstillende Effekte werden beschrieben. Durch die enthaltenen Gerb- und Bitterstoffe kann der Frauenmantel auch bei Magendarminfekten eine positive Wirkung entfalten.

Frauenmanteltee

Verwendet werden die Blätter und die Blüten der Heilpflanze als Kraut (Apotheke). Den bitteren Geschmack des Frauenmanteltees kann man durch Zugabe von Honig verbessern.

Sie benötigen:

2 TL Frauenmantelkraut (am besten in Bioqualität)

250 ml kochendes Wasser

1 Teesieb oder Teeei

So geht's: Tee in das Sieb oder Teeei füllen und mit dem kochenden Wasser übergießen, circa 10 Minuten ziehen lassen. Empfohlen werden maximal drei Tassen Tee pro Tag.

Echte Kamille (Matricaria chamomilla L.) ist in der Volksmedizin ein sehr altes Heilmittel. Im Jahre 2002 wurde die Kamille zur Heilpflanze des Jahres gekürt. Vom Tee bei Magendarmbeschwerden bis hin zu Wickeln, Waschungen, Sitz- und Vollbädern (siehe Seite 76) oder Salben: Über die enthaltenen Pflanzenstoffe (Flavonoide) und das ätherische Öl kann Kamille entzündungshemmende und krampflösende Effekte ausspielen, die man bei der symptomatischen Therapie der Endometriose gut nutzen kann.

Weihrauch (Olibanum indicum) wird in der ayurvedischen Medizin (siehe Seite 97) verwendet. Das Gummiharz aus dem indischen Weihrauchbaum soll eine entzündungshemmende, schmerzstillende und auch desinfizierende Wirkung durch den Inhaltsstoff Boswelliasäure haben, was auch in einigen Studien wissenschaftlich belegt ist.

> Weihrauch kann durch seine Harzsäuren entzündungshemmende, schmerzstillende und desinfizierende Effekte entfalten.

Mithilfe dieser Eigenschaften sollen auch Beschwerden bei Endometriose verbessert werden. Außerdem werden Weihrauchpräparate bei Gelenkschmerzen, rheumatoider Arthritis, Asthma sowie Morbus Crohn und Colitis ulcerosa (siehe Seite 36) eingesetzt.

Dennoch muss ich von einem Aber berichten: Bislang wurden die entzündungshemmenden Wirkungen von Weihrauchextrakten vor allem im Labor und in Tierversuchen getestet. Beim Menschen ist die Studienlage noch sehr gering. Daher rät die Arzneimittelkommission der deutschen Ärzteschaft (AkdÄ) von der Verwendung von Weihrauch eher ab. Auch sind Weihrauchpräparate hierzulande nicht als Medikamente zugelassen und lediglich als Nahrungsergänzungsmittel erhältlich.

Praxistipp: Wenn Sie sich für die Anwendung von Weihrauch interessieren, sollten Sie sich mit dem behandelnden Arzt und/oder Therapeuten besprechen. Letztlich hält die Phytotherapie zur Linderung endometriosebedingter Schmerzen eine Fülle unterschiedlicher Heilpflanzen bereit, unter der jeder die für sich und die eigene Situation angemessenen herausfinden muss.

Ingwer soll dabei helfen, schmerzhafte Regelblutungen zu lindern.

Ingwer (Zingiber officiale) ist ebenfalls ein altes Hausmittel. Ingwertee bei Erkältungen hat sicherlich jeder schon einmal getrunken und die Blutzirkulation fördernden Wirkungen kennengelernt. In der traditionellen chinesischen Medizin (siehe Seite 88) gilt Ingwer als wärmendes Medikament, das vor allem bei Verdauungsbeschwerden, Übelkeit und Fieber das Immunsystem stärken soll.

Ingwer weist zudem einen niedrigen Histaminanteil auf und kann bei Histaminunverträglichkeit angewendet werden. Bei hohen Dosen ist jedoch Vorsicht geboten, da Ingwer einen Einfluss auf unser Gerinnungssystem hat. In Ingwer und übrigens auch in Minztee kommen sogenannte Salicylate vor.

In vielen Publikationen (auch im Internet) findet man diese Einschätzung: Auch Acetylsalicylsäure, kurz ASS (Aspirin), verfügt neben der schmerzstillenden Eigenschaft über blutverdünnende Wirkung, die ebenfalls therapeutisch genutzt wird (z. B. bei Durchblutungsstörungen, nach Schlaganfällen oder Herzinfarkten). Werden nun hohe Dosen von Ingwer bei gleichzeitiger Anwendung von ASS gegeben, kann dies die Blutungsneigung verstärken und zu Magen- und Darmblutungen führen.

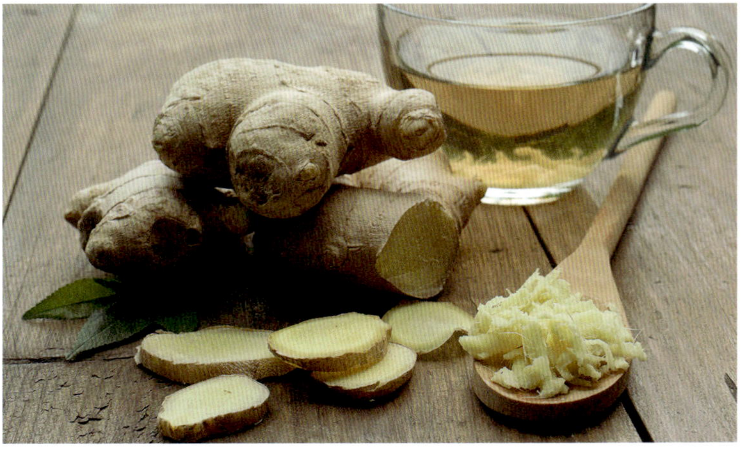

Ingwer verfügt über schmerzstillende Eigenschaften

Zu einem anderen Schluss kam man am Zentrum für Naturheilverfahren am Universitätsklinikum Freiburg. Untersucht wurde die Wirkung von Ingwer auf die Blutverdünner Marcumar und auch Aspirin. Nach diesem Ergebnis beeinflusst Ingwer die Wirkung anderer Blutverdünner nicht und hat auch keine blutdrucksenkende Wirkung.

Im Überblick: Wirkung verschiedener Heilpflanzen

Mönchspfeffer (Vitex agnus-castus): zyklusregulierend, unterstützend bei prämenstruellem Syndrom (PMS) und Brustspannen

Traubensilberkerze (Cimcifuga racemosa): krampflösend und entzündungshemmend, schlaffördernd, stabilisierend bei übermäßigem Schwitzen und psychischen Beschwerden

Frauenmantel (Alchemilla vulgaris): entzündungshemmend, krampflösend, schmerzstillend, verdauungsfördernd

Kamille (Matricaria chamomilla L.): entzündungshemmend und krampflösend

Weihrauch (Olibanum indicum): entzündungshemmend, schmerzlindernd und desinfizierend

Ingwer (Zingiber officiale): fördert die Blutzirkulation, wärmend, entzündungshemmend

Bringt Osteopathie einen Nutzen?

Da in vielen Foren über dieses Verfahren berichtet wird, möchte Ihnen die Osteopathie als Therapieform erklären, aber auch meine Einwände äußern. Vorweg: In unserer Praxis wird Osteopathie nicht zur Behandlung von Endometriose eingesetzt. Zwar führt die Erkrankung zur Entstehung von Verwachsungen, diese können aber nicht durch eine osteopathische Therapie gelöst werden. Hier kommt vielmehr die minimal traumatisierende endoskopische Operationstechnik zum Ansatz.

> Die Osteopathie wird in Orthopädie und Sportmedizin eingesetzt, um verhärtete Strukturen zu erkennen und sanft zu lösen.

Endometrioseschmerzen, die durch Verwachsungen, Entzündungen oder Voroperationen entstanden sind, können nur mittels einer Bauchspiegelung dargestellt und die Verwachsungen entfernt werden. Diese sind teilweise breitbasig, aber auch hauchdünn und spinnennetzartig, sie können weder mit einem MRT noch Ultraschallverfahren aufgezeigt werden.

Die Osteopathie gilt offiziell als komplementäre medizinische Methode, die als Erweiterung der manuellen Therapie betrachtet wird. Sie geht auf den amerikanischen Landarzt Andrew Taylor Still (1828–1917) zurück. Die Vorstellung, dass unser Organismus aus unzähligen Strukturen besteht, die direkt oder indirekt miteinander in wechselseitiger Verbindung stehen, bildet die Basis, körpereigene Selbstheilungs- und Regulationskräfte wieder aufzubauen.

Auch in meinem persönlichen Umfeld haben viele Menschen positive Erfahrungen mit der Osteopathie gemacht, insbesondere Sportler schwören nach Verletzungen auf diese sanfte Medizin. Leider fehlen aber, wie gesagt, hinsichtlich der Anwendung und Wirkung bei Endometriose bislang größere Studien. Es ist sehr schwierig, wissenschaftlich präzise Studien in der Komplementärmedizin aufzulegen, da jede Zuwendung einem Patienten gegenüber auch eine gewisse Wirkung erzielt. Massage oder der leichte Druck einer Osteopathie beispielsweise verändert die Muskelspannung.

Man unterscheidet die viszerale Osteopathie, die sich mit dem Bezug innerer Organe zu deren Umgebung befasst, und die kraniosakrale Osteopathie, die sich mit dem Gehirn, dem Rückenmark und den Hirnhäuten beschäftigt. Dabei geht man davon aus, dass pulsierende Bewegungen im Körper in einem regelmäßigen Rhythmus schwingen. Diese Bewegungen soll der Osteopath im Bereich des Schädels oder des Steißbeins ertasten und durch sanften Druck harmonisieren.

Das sogenannte KISS-Syndrom (Kopfgelenk induzierte Symmetriestörung) nach Geburtstraumen oder frühkindlichen Unfällen, welches zum einen als Ursache für Schreikinder oder für

Haltungsschäden im weiteren Lebensverlauf herangezogen wird, ist in der evidenzbasierten Medizin nicht existent. Die Studienlage hierzu ist sehr schwach und Kinderorthopäden wie Neurologinnen warnen vor der nicht wissenschaftlich belegten Behandlung und unnötigen Röntgenuntersuchungen im Kleinkindalter.

Interessant: Während man in den USA Osteopathie studieren kann, existiert in Deutschland keine geschützte Berufsbezeichnung. Osteopathie kann hierzulande daher von Krankengymnasten, Heilpraktikerinnen und/oder Ärzten ausgeübt werden.

Unterstützung der Darmfunktionen

In den USA wird vor allem die parietale Osteopathie angewendet. Bei dieser Form, die auch in Deutschland in der Orthopädie und Sportmedizin eingesetzt wird, werden Sehnen, Muskeln, Faszien, Bänder und Gelenke auf Bewegungseinschränkungen untersucht und behandelt. Dazu gehören auch Störungen im Zusammenspiel dieser Strukturen, die durch den Osteopathen manuell beseitigt werden.

> Osteopathische Anwendungen können keine Verwachsungen lösen, in Einzelfällen jedoch z. B. die Darmfunktion unterstützen.

Viele meiner Patientinnen haben gute Erfahrung mit parietaler Osteopathie und Krankengymnastik gemacht. Dieses gilt vor allem für Patientinnen mit Verwachsungsbäuchen und Frauen mit der Gefahr von rezidivierenden Darmlähmungen (Subileussymptomatiken). Hier hilft auch eine Krankengymnastik, die Darmperistaltik zu mobilisieren. Es geht also nicht (!) um das mechanische Lösen von Verwachsungen, sondern vielmehr um die Unterstützung der Funktion des Darms.

Durch bestimmte Massagetechniken wird dabei der Dickdarm in Richtung des Uhrzeigersinns unterstützt. Bei einer Adenomyose oder geringgradigen Endometriose im Bauchraum hingegen setzen wir keine Krankengymnastik ein.

Ordnungstherapie nach Bircher-Benner

Die Ordnungstherapie wird oft Sebastian Kneipp zugeordnet, geht aber eigentlich auf den Schweitzer Arzt Maximilian Bircher-Benner (1867–1939) zurück, der auch als Begründer der Vollwertkost gilt. Bekannt wurde vor allem seine als Abendessen vorgesehene Apfeldiätspeise: das nach ihm benannte Birchermüsli. Wie Sie im Abschnitt zu Endometriose und Ernährung ab Seite 115 noch ausführlicher sehen werden, ist vor allem Hafer ein hervorragendes Lebensmittel bei Endometriose. An dieser Stelle schon einmal das Rezept Bircher-Benners für alle, die es sofort ausprobieren möchten.

Birchermüsli (für 2 Personen)

Sie benötigen:

8 EL Haferflocken (40 g, blütenzart)
300 ml Mandel- oder Hafermilch
2 kleine Äpfel (je 150 g)
2 EL Haselnüsse (gehackt oder grob gemahlen)
2 TL Honig

So geht's: Die Haferflocken werden mit der kalten Milch verrührt und abgedeckt über Nacht in den Kühlschrank gestellt. Am nächsten Tag die Äpfel waschen, trocknen und grob reiben. Die geriebenen Äpfel mit den Haselnüssen und dem Honig unter die gequollenen Haferflocken heben und genießen.

Bereits im Jahr 1937 hatte Bircher-Benner ein komplexes Gedankenmodell über Naturheilverfahren formuliert, welches verschiedene Säulen für die Gesunderhaltung berücksichtigte: Die Ordnungstherapie soll ein inneres und äußeres Gleichgewicht herstellen, die Ernährung ausgewogen, hochwertig, aber auch mäßig sein. Zudem sollen Wärme und Kälte, Licht und Dunkelheit, Arbeit und Urlaub, Spannung und Entspannung den gesunden Körper schaffen und Krankheiten vorbeugen.

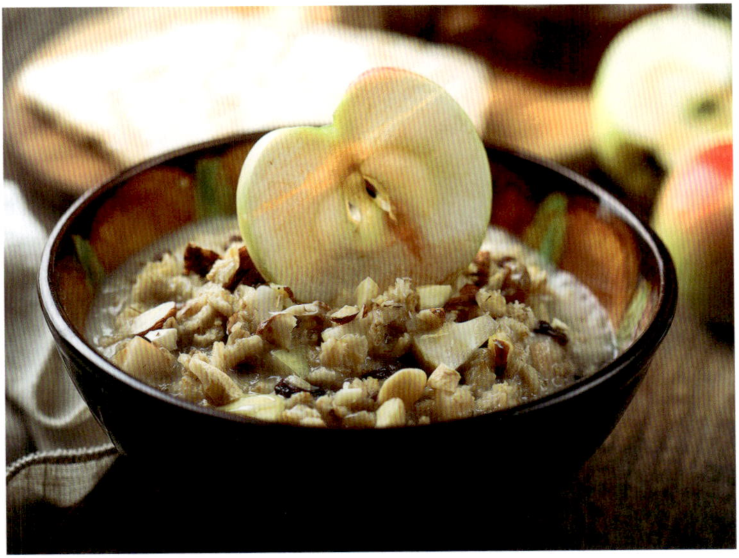

Haferflocken sind ein hervorragendes Lebensmittel bei Endometriose

Eine seiner Thesen sieht beispielsweise vor, dass wir unsere Lebensweise dem Tagesrhythmus anpassen sollten. Tag- und Nachtrhythmus sind ein wichtiger Bestandteil der Regeneration von Menschen – auch bei Beschwerden der Endometriose.

Praxistipp: Die Kernschlafzeit sollte zwischen 19.30 und 24.00 Uhr beginnen. Wie wichtig eine Schlafdauer von mindestens fünf bis sechs Stunden ist, sehen wir auch bei uns in der Praxis an den vielfältigen Erkrankungen, die durch Schlafmangel ausgelöst werden können. In Studien werden Depressionen, die Entwicklung von Übergewicht und einem metabolischen Syndrom, die Erhöhung der Herzfrequenz und auch ein erhöhter Blutdruck beschrieben.

Traditionelle chinesische Medizin

Zu den seit Jahrtausenden angewendeten traditionellen Heilverfahren gehören die traditionelle chinesische Medizin (TCM) und die ayurvedische beziehungsweise traditionelle indische Medizin (TIM). In der TCM geht es um die Kräfte Yin und Yang – zweier Gegensätze wie kalt und warm, Wasser und Feuer, Schlaf und Aktivität. Kommt es zu einem Ungleichgewicht dieser beiden Akteure, entstehen Erkrankungen oder psychische Veränderungen, da die Urenergie – das sogenannte Qi – nicht gleichmäßig durch den Körper fließen kann.

In der TCM wird die Krankheit Endometriose zwar nicht in den klassischen Werken der chinesischen Lehre aufgeführt, jedoch werden Krankheitszeichen wie eine Dysmenorrhoe oder auch das prämenstruelle Syndrom (PMS) beschrieben.

Nach dem Verständnis der TCM resultiert aus dem steten Auf und Ab des Lebens harmonische Balance.

Grundsätzlich geht es in der TCM um einen Formenkreis, den Energiezyklus der fünf Elemente Wasser, Holz, Feuer, Erde und Metall. Diesen Elementen werden die Jahreszeiten, Lebensphasen, Emotionen, Sinnesorgane, unsere Ernährung und letztendlich alle Wandlungsphasen zugeordnet. Das Yin- und Yang-Prinzip betrachtet stets die zyklischen Veränderungen innerhalb des gesamten Systems. Der Grundgedanke: Alles in unserem Organismus hängt miteinander zusammen. Das bedeutet auch, dass wir uns umso besser und beschwerdefreier fühlen, je optimaler dieses beschriebene Zusammenspiel aufeinander abgestimmt ist. Das gilt auch bei Endometriose.

Ein Beispiel: Nach TCM-Verständnis ist die Niere (*shen*) verantwortlich für die Fortpflanzung, das Wachstum und die Lebensenergie. Sie ist der Wandlungsphase des Wassers zugeordnet. Unterschieden wird zwischen dem Nieren-Yin, welches der linken Niere zugeordnet ist, und dem Nieren-Yang mit seinem Ursprung in der rechten Niere.

Der Yinanteil ist verantwortlich für Fortpflanzung, Wachstum und Entwicklung, der auch als Tor zur Lebenskraft bezeichnete Yanganteil für die normalen Funktionsabläufe im Körper.

Die besondere Bedeutung nach Auffassung der chinesischen Medizin liegt darin, dass die Nieren die Aufnahme des Qi durch die Lungen steuern. Diesem Gedanken folgend, kann bei der Endometriose ein Nieren-Yin-Mangel oder eine Nieren-Yang-Störung vorliegen.

Bei Endometriosezysten, den Schokoladenzysten (siehe Seite 30), liegt nach TCM-Verständnis ein Stau pathogenen Schleims vor. Man spricht von einer Schwäche des Qi.

Der Nieren-Yin-Mangel wird beschrieben mit:

- Hitzeerscheinungen und Nachtschweiß
- Müdigkeit und Schlaflosigkeit
- unregelmäßigen Blutungen, wechselnd zwischen sehr stark und spärlich
- Kopfschmerzen und Schwindel
- Bluthochdruck
- Stimmungswechsel
- Verlust an Knochendichte (Osteoporose)
- Haarausfall
- einem eher saitenförmigen Puls (schnell und dünn)
- Rissen und Furchen in der Zunge
- Verringerung der körperlichen und sexuellen Kraft

Um diesen Yin-Mangel auszugleichen, wird in der TCM unter anderem zu bestimmten Lebensmitteln geraten. Diese sollten beispielsweise eher kühl, in Maßen wärmend sein. Seefische werden eher empfohlen als Fleisch, insgesamt eine eher salzige oder saure Geschmacksrichtung der Speisen.

Auch eine Blutstagnation kann dem beschriebenen Stau zugrunde liegen. Das verantwortliche Qi ist in diesem Fall das

Leber-Qi, denn die Leber kontrolliert nach Vorstellung der TCM den Blutfluss.

Eine Stagnation im Leber-Qi wird beschrieben mit:

- hohem Stresslevel mit wenig Bewegung und dem Unterdrücken von Gefühlen (den Ärger „herunterschlucken“)
- Bauchschmerzen und Blähungen, Neigung zu Verstopfung
- Brustspannen und seitliche Flankenschmerzen
- Kopf- und Nackenschmerzen
- unregelmäßiger, klumpiger Regelblutung
- Beschwerden des prämenstruellen Syndroms (PMS)
- Reizbarkeit („Was ist dir bloß über die Leber gelaufen?“)
- Kloßgefühl im Hals mit Seufzen und Räuspern
- roten Zungenrändern oder Schwellung des Zungenrandes
- gespanntem Puls, der eher kraftvoller ist

Vor allem Kräuter und pflanzliche Heilmittel bilden die Basis der chinesischen Arzneimitteltherapie.

Auch hier können schon Verhaltensänderungen in der Ernährung unterstützen, vor allem das Weglassen von Fastfood und schnellem Essen unter Zeitdruck, zudem von Alkohol und Kaffee wie auch von schwerem und fettigem Essen. Die TCM empfiehlt bei Leber-Qi-Stagnation eher warme Lebensmittel, die durch Garen, Dünsten, Blanchieren oder Kochen zubereitet werden, Beispiele förderlicher Gemüse: Artischocken, Auberginen, Fenchel, Erbsen, Grünkohl oder Kohlrabi. Allgemeine Empfehlungen zur Ernährung bei Endometriose: ab Seite 115.

Außerdem hilfreich: körperliche Aktivität, Spazierengehen beziehungsweise Bewegung in der Natur.

Chinesische Arzneimitteltherapie

Die traditionelle chinesische Medizin beinhaltet als eine weitere Säule auch die Arzneimitteltherapie. Dabei werden in erster Linie Pflanzenextrakte beispielsweise in Form eines Dekokts (Aufguss) aufbereitet. Überwiegend kommen Blätter, Blüten, Wurzeln oder Rinden zum Gebrauch, deren Wirkstoffe dann von innen heraus die Regulierung von energetischen Mangelzuständen oder Stauungen unterstützen sollen. Man sollte chinesische Heilkräuter jedoch nicht mit Milch, Milchprodukten, Kaffee oder anderen Teesorten gemeinsam einnehmen.

Praxistipp: Als Beispiel für einen Dekokt bei Nieren-Yin-Mangel möchte ich Ihnen das Yin schützende Getränk Bao Yin Jian vorstellen. Dieses Dekokt wird in China bei Menorrhagie (Menstruation, die länger als sieben Tage andauert), Schmerzen des unteren Rückens sowie Blasenentleerungsstörungen angewendet.

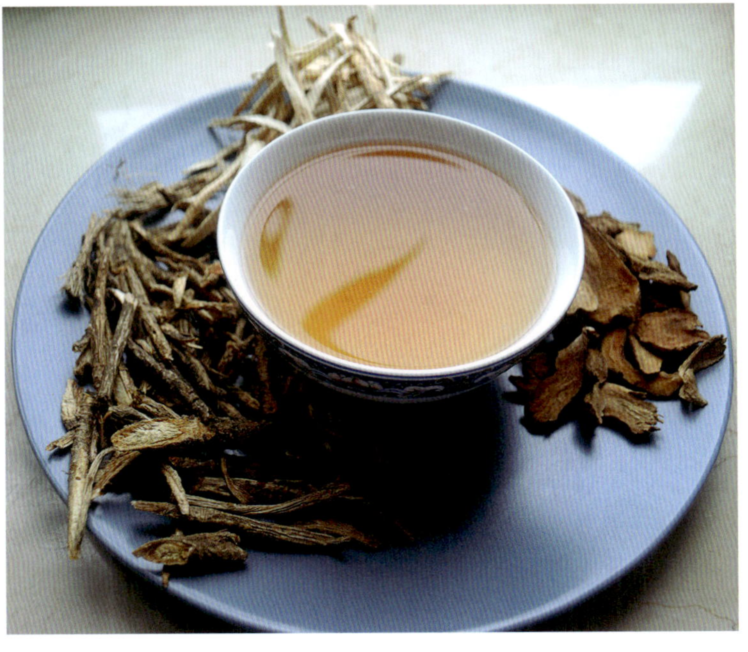

Die TCM kennt vielfältige Kräutermischungen

Bao Yin Jian zum Ausgleich bei Nieren-Yin-Mangel

Diese Kräutermischung erhalten Sie z. B. über eine auf TCM spezialisierte Apotheke.

ZUTATEN	BOTANISCHER NAME
6–12 g Bai Shao	Paeoniae Radix Alba (Weiße Pfingstrosenwurzel)
3–6 g Gan Cao	Glycyrrhizae Radix (Ural-Süßwurzelholz)
9–12 g Huang Qin	Scutellariae Radix (Baikal-Helmkrautwurzel)
9–12 g Huang Bai	Phellodendri Cortex (Korkbaumrinde)
9–15 g Di Huang	Rehmanniae Radix (Rhemanniawurzel)
9–15 g Shu Di Huang	Rehmanniae Radix praeparata (vorbehandelte Rhemanniawurzel)
6–9 g Shan Yao	Dioscoreae Rhizoma (Yamswurzelknollen)
6–9 g Xu Duan	Dipsaci Radix (japanische Sorgloswurzel)

So geht's: Man nimmt 250 ml Wasser und kocht je 30 g dieser Kräutermischung zweimal auf. Da man das Dekokt mehrere Tage aufbewahren kann und die Zubereitung sehr zeitintensiv ist, bereitet man es in Europa gleich für mehrere Tage vor.

Nehmen Sie dafür einen Topf aus Edelstahl, Emaille oder Glas und legen insgesamt 200 g Bao Yin Jian-Kräuter im obigen Mischungsverhältnis in den Topf. Fügen Sie sieben Tassen Wasser hinzu und lassen Sie die Kräuter für 30-60 Minuten einweichen. Danach den Topf mit einem Deckel verschließen und die Kräuter bei starker Hitze aufkochen. Dann die Hitze reduzieren und den Sud 20 Minuten bei leichter Hitze köcheln lassen.

Nach dieser Zeit werden die Kräuter abgeseiht und das gewonnene Dekokt in ein weiteres Behältnis gefüllt. Die Kräuter werden nun für einen zweiten Kochvorgang verwendet: Dieses Mal wird mit nur sechs Tassen Wasser aufgefüllt. Ohne erneutes Einweichen die Kräuter erneut kurz aufkochen, für 20 Minuten sieden lassen und abseihen. Abschließend werden der Sud aus dem ersten und zweiten Kochvorgang gemischt und die Kräuter entsorgt.

Das entstandene Dekokt kann man in eine Thermoskanne geben und im Kühlschrank bis zehn Tage aufbewahren. Täglich zwei bis drei Tassen aufwärmen und trinken.

Akupunktur

Zur Schmerztherapie, aber auch der begleitenden Kinderwunschbehandlung, zur Stärkung des Immunsystems und Geburtserleichterung setzen wir in unserer Praxis die Akupunktur seit Jahren mit gutem Ergebnis ein. Auch in der medizinischen Leitlinie zur Endometriose kommt man zu dem Schluss, dass eine Akupunktur als ergänzende Behandlung geeignet sein könnte. So zeigte eine große wissenschaftliche Analyse aus dem Jahr 2017 eine signifikante Verbesserung hinsichtlich der Unterbauchschmerzen bei Patientinnen, die mit Akupunktur behandelt worden waren.

> Akupunktur wird in der TCM zur Behandlung bei Endometriose wie auch bei Kinderwunsch eingesetzt.

Mit Blick auf die Frage der Fruchtbarkeit von Frauen werden in der traditionellen chinesischen Medizin die Bereiche Niere, Leber und Milz als wichtig erachtet. Mithilfe einer Akupunktur können Disharmonien wie eine Leber-Qi-Stagnation oder der bereits ausgeführte Yin-Mangel im Nieren-Qi ausgeglichen werden.

Durch Anwendungen von Akupunkturnadeln oder auch Akupressur auf den zwölf Hauptleitbahnen (Meridiane) soll die Lebensenergie Qi wieder ausgewogen fließen. Man unterscheidet dabei die traditionelle Körperakupunktur von der Ohrakupunktur. Während die Körperakupunktur in China bereits rund 200 Jahre vor Christus in den Schriften des Gelben Kaisers (Huangdi Neijing) erwähnt wurde, geht die moderne Ohrakupunktur auf den französischen Arzt Paul Nogier (1908–1996) zurück.

Bleiben Blockaden im Qi-Fluss bestehen, können hierdurch entzündliche Prozesse ihren Lauf nehmen und dadurch weitere Erkrankungen mit verursachen. Viele Patientinnen berichten von ihren positiven Erfahrungen durch Akupunktur, wenngleich es auch schwierig ist und bleiben wird, Erkenntnisse der Erfahrungsmedizin wissenschaftlich ausreichend zu untermauern.

So gibt es etwa eine Reihe von Studien, die eine Verbesserung hinsichtlich des Eintritts einer gewünschten Schwangerschaft unter Einbeziehung der Akupunktur in das Therapieregime abbildeten. Es gibt aber auch Analysen, die keine signifikante Verbesserung zeigten. Offensichtlich hat der Erfolg oder Misserfolg einer Akupunktur auch etwas mit dem gewählten Zeitpunkt der Behandlung und dem individuellen Menstruationszyklus der Frau zu tun. Besprechen Sie die Möglichkeiten mit Ihrem Arzt.

Es gibt bestimmte Akupunkturpunkte, die nach dem Verständnis der traditionellen Medizin das Blut bewegen und dadurch etwa Zyklusunregelmäßigkeiten beeinflussen können. Andere Punkte sorgen für eine Stabilisierung des Gleichgewichtes zwischen den Kräften Yin und Yang, sollen für eine Regulierung des Qi, Unterstützung der Genitalien sorgen und so weiter.

Praxistipp: Manchmal geht Probieren durchaus über Studieren. Einen Versuch ist die Akupunktur bei andauernden Beschwerden wert.

Ohrakupunktur

Auch die Ohrakupunktur spielt eine wichtige Rolle in der Schmerztherapie von Endometriosepatientinnen. Paul Nogier, der sich häufig mit Rückenschmerzen beschäftigt hatte, entwickelte in den 1950er-Jahren die Vorstellung, dass die Anthelix – die Ohrwulst – unserer Wirbelsäule entspricht, sich also der gesamte Mensch wie ein kauernder Embryo (mit dem Kopf nach unten) im Ohr abbilden lässt.

Aus dieser Vorstellung folgt: Werden die jeweiligen Akupunkturpunkte am Ohr stimuliert, hat das Auswirkung auf den Qi-Fluss und die Funktionen auch im Bereich der Wirbelsäule. Nogiers weitere Forschungen ergaben, dass sich alle Organe des Körpers auch am Ohr repräsentieren – ähnlich wie es beispielsweise aus der Fußreflexzonenmassage bekannt ist. Der Wissenschaftler fand zudem heraus, dass sich bei Reizung gestörter Zonen am Ohr die Herzfrequenz veränderte (Nogierreflex, auch Reflex-

Auriculo-Cardiac = RAC). Diese Veränderung der Pulsform dient auch heute vor allem der Diagnostik von Erkrankungen mittels einer Ohrakupunktur. Haupteinsatzgebiete der therapeutischen Ohrakupunktur sind vor allem chronische Schmerzzustände.

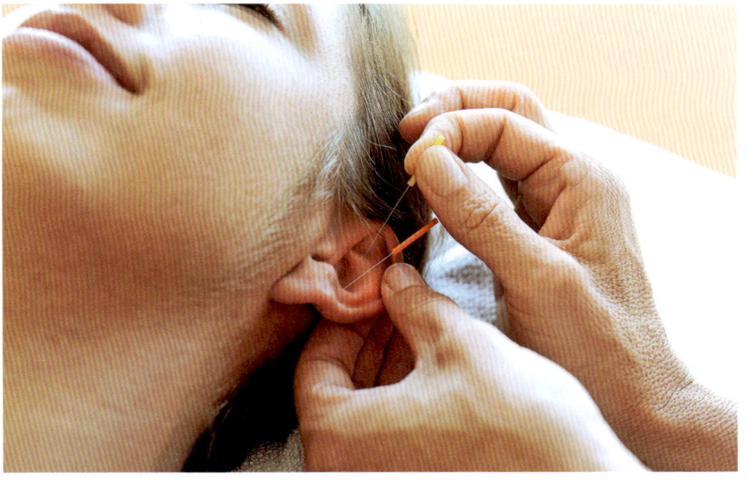

Haupteinsatzgebiete der Ohrakupunktur sind vor allem chronische Schmerzzustände

Moxatherapie

Bei der Körperakupunktur – oder kurz: dem Moxen – werden getrocknete Blätter des Beifußkrautes (Artemesia vulgaris) abgebrannt, um bestimmte Akupunkturpunkte und Körpermeridiane zu stimulieren. Mittels einer aus Beifußkraut gerollten Zigarre wird also lokal thermische Energie auf den Akupunkturpunkt gegeben.

Bei Schmerzprozessen spielt neben der Körperakupunktur auch die Ohrakupunktur eine wichtige Rolle.

Beispiel: Ein typischer Anwendungspunkt in der Gynäkologie bei einer Beckenendlage des Fetus im Mutterleib ist der Punkt Blase 67 am äußeren Nagelrand der kleinen Zehe. Durch Moxen soll die Gebärmutter zu leichten Kontraktionen angeregt und so eine Drehung des Ungeborenen in eine Schädellage erreicht werden.

Tuina und Meditation

Auch Massagetechniken können das Wohlbefinden bei Endometriose verbessern. Tuina steht übersetzt für das Drücken und Greifen durch den Therapeuten und beruht ebenfalls auf den Grundlagen der traditionellen chinesischen Medizin. Auch hier ist das Ziel der Behandlung, positiv auf die Meridiane und den Fluss des Qi einzuwirken. Ähnlich der Ansatz des japanischen Shiatsu, ebenfalls eine Form der manuellen Therapie, deren Wurzeln wahrscheinlich in der Tuinatherapie liegen.

Tuina fördert einerseits das energetische Fließen nach dem Verständnis der TCM wie auch das gezielte Lockern von Gewebe. Entsprechende Blockaden, die Schmerzen verursachen, sollen so gelöst werden. Das gilt nicht nur bei Endometriose, sondern z. B. auch bei allgemeinen Regelstörungen, Schlafproblemen, grippalen Infekten oder Gelenk- und Muskelbeschwerden.

Was Sie auch ohne Therapeut nach Erlernen der Methode anwenden können, ist das Qigong (das Qi bewegen) sowie Tai Chi Chuan (Schattenboxen). Diese Meditations- und Kampfkunstformen werden als Volkssport in vielen asiatischen Ländern betrieben.

Praxistipp: Regelmäßiges Üben verbessert die Körperbeherrschung, Bewegungsabläufe und vertieft die Atmung. Ebenso empfehlenswert: Yoga. Einige Übungen für unterschiedliche Situationen finden Sie ab Seite 147.

Ayurvedische Medizin

Ayurveda ist die traditionelle indische Medizin, die heute noch in Indien, Sri Lanka und Nepal angewendet wird. Auch sie beinhaltet Massage- und Reinigungstechniken (z. B. Fasten), eine spezielle Ernährungslehre, Pflanzenheilkunde, Yoga, Atemübungen, Farb- und Musiktherapie. Wie auch in der TCM geht es um den Ausgleich gegensätzlicher Energien, jedoch nicht von Yin und Yang, sondern der drei sogenannten Doshas:
Vata (Wind, Luft, Äther) = das Bewegungsprinzip
Pitta (Feuer und Wasser) = das Feuer- und Stoffwechselprinzip
Kapha (Erde und Wasser) = das Strukturprinzip

Nach Vorstellung der indischen Lehre entstehen Krankheiten durch eine Unausgewogenheit dieser drei Doshas, die mithilfe der genannten Therapiesäulen wieder harmonisiert werden soll. In Zusammenhang mit Endometriose kann grundsätzlich jede Form von Entspannungs- und Massagetechniken sowie der bewusste Umgang mit der Ernährung einen positiven Einfluss auf das Schmerzgeschehen haben. Es spricht also nicht dagegen, einzelne Maßnahmen dieser traditionellen Heilkunst zusätzlich zur Standardtherapie anzuwenden.

Goldene Milch mit Kurkuma

Ich möchte insbesondere auf ein indisches Gewürz hinweisen, welches seit Jahrhunderten in Indien angewendet wird, und das gerade im Moment einen großen Hype auch bei uns und bei Endometriosepatientinnen erlebt: Kurkuma – auch Gelbwurz genannt. Das Ingwergewächs gehört zu einem der am besten erforschten Arzneipflanzen und soll eine entzündungshemmende sowie zellschützende und wundheilende Wirkung haben.

Kritikpunkt war in der Vergangenheit die geringe Bioverfügbarkeit von Kurkuma. Eine gute Aufnahme in den Organismus

Kurkuma hat eine entzündungshemmende sowie zellschützende und wundheilende Wirkung

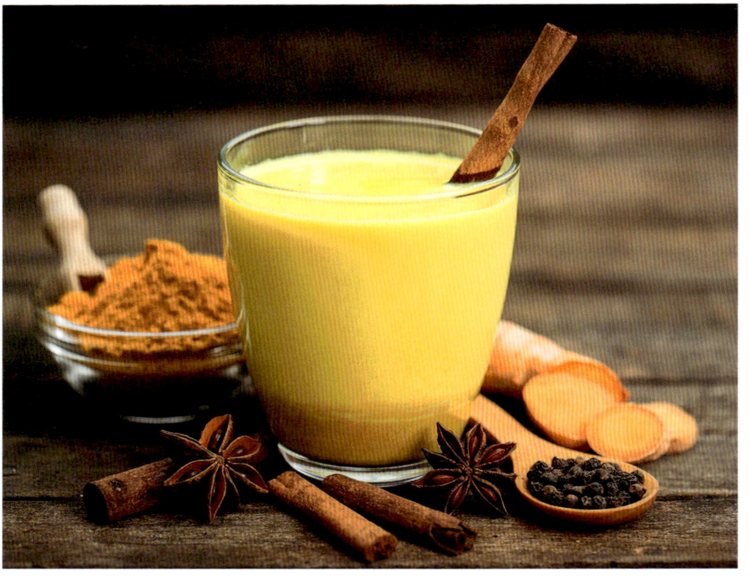

kann jedoch durch Zugabe schwarzen Pfeffers (Piperin) erreicht beziehungsweise durch diese Kombination um bis zu 2000 Prozent verbessert werden.

In den asiatischen Ländern gehört Kurkuma zu den meistverwendeten Gewürzen. Es passt praktisch zu allen Gemüsen, vor allem zu Currygerichten. Dennoch ein Sicherheitshinweis, wenn auch Sie ein Versuch reizt: Komprimiert als Nahrungsergänzungsmittel sollte Kurkuma nicht bei schwangeren und stillenden Frauen angewendet werden(!). Ferner dürfen entsprechend hoch konzentrierte Präparate nicht bei Gallensteinleiden angewendet werden, da die Gallensaftproduktion und Abgabe durch eine Einnahme gefördert und so Gallenkoliken ausgelöst werden können.

Praxistipp: Viele meiner Patientinnen wenden Kurkuma in Form der goldenen Milch an. Mehrere Hunderte Inhaltsstoffe hat man in der Pflanze nachgewiesen, darunter Vitamin, A, C, E, B-Vitamine, Mineral- und Bitterstoffe. Doch die wohl wichtigsten Stoffe sind die Curcuminoide, denen man auch im Wesentlichen die Heilwirkungen zuschreibt.

Goldene Milch

Die Goldene Milch mit Kurkuma ist zum Start in den Tag geeignet, aber auch als beruhigender Schlummertrunk.

Sie benötigen:

250 ml Milch (bei veganer Ernährung z. B. Mandelmilch)
½ TL Kurkuma
je ¼ TL Zimt, Kardamom und schwarzen Pfeffer (frisch gemahlen)
1 Prise Muskat nach Geschmack
etwas Honig

So geht's: Milch oder Mandelmilch mit Kurkuma, Zimt, Kardamom und Pfeffer in einem Topf verrühren und kurz aufkochen, dann zwei bis drei Minuten köcheln lassen. Abkühlen, mit etwas Honig nach Belieben süßen und in kleinen Schlucken trinken.

Psychologische Therapie

Viele Frauen, die an einer Endometriose erkrankt sind, haben einen langen Leidensweg hinter sich. Im Durchschnitt leidet eine Patientin in Deutschland bereits sieben bis neun Jahre an der Erkrankung, bis endlich die Ursache für die unklaren Unterbauchschmerzen oder Beschwerden beim Geschlechtsverkehr (Dyspareunien), für die schmerzhaften Regelblutungen oder das Ausbleiben einer Schwangerschaft erkannt wird. In dieser Zeit erleben viele, dass sie nicht ernst genommen oder ihr Schmerzen bagatellisiert werden.

Alleine die Diagnose erleichtert

Vielleicht haben Sie das auch erlebt: fehlende Akzeptanz, mitunter soziale Isolierung, dazu steigende Angstgefühle erschöpfen. Wenn die Beschwerden dann einen Namen bekommen, sehen wir in der Praxis oft schon alleine durch die sorgfältige Anamnese und Diagnosestellung große Entlastung. Oft stellt sich Erleichterung ein, denn das eigene Körperempfinden war keine Fehleinschätzung. Man ist auch nicht die Simulantin, für die man vielleicht häufig gehalten wurde. Sondern man ist eine Patientin mit einer häufigen gynäkologischen Erkrankung.

Nicht jede Endometriosepatientin braucht psychologische Betreuung. Wie gut man mit der Erkrankung leben kann, ist abhängig unter anderem von der genauen Information und dem eigenen Wissen darüber, vom sozialen Umfeld, dem Partner und so weiter. Häufig ist durch lange Fehleinschätzung der Symptome ein Vertrauensverlust zwischen der Patientin und ihren bis dahin betreuenden Gynäkologen entstanden. Vielfach wurden auch mehrere Fachärzte konsultiert, stets mit dem gleichen Ergebnis.

Empathie, Zuhören, sich Zeit nehmen sind wichtige therapeutische Mittel

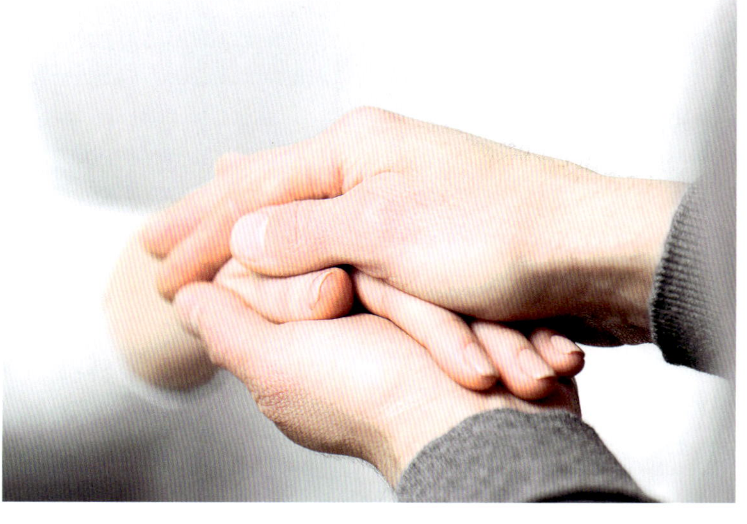

Zu einem ganzheitlich orientierten Behandlungskonzept gehört deswegen gerade bei starken Schmerzen, Depressionen oder unerfülltem Kinderwunsch auch die psychologische Betreuung. Lassen Sie sich helfen, wenn Ihre aktuelle Situation die eigenen Kräfte übersteigt.

Zu einem ganzheitlich orientierten Behandlungskonzept gehört auch die psychologische Betreuung.

Gespräche entlasten emotional

Schmerzen führen nicht selten zu depressiven Verstimmungen. Diese wiederum haben Auswirkungen auf das Sexualverhalten, die Lebensqualität und Paarbeziehung. Vertrauen Sie sich deswegen einem ausgebildeten Profi an, Gespräche führen oft zu einer emotionalen Entlastung. Partnerschaftskonflikte, Probleme und Ängste können besprochen werden. In der professionellen therapeutischen Beratung erarbeiten Sie gemeinsam mit Ihrem Arzt oder Therapeuten individuelle Wege zu einem Leben in Akzeptanz und ohne Isolation.

Praxistipp: Ist die Diagnose einer Endometriose gestellt, gilt es nicht nur körperlich, sondern auch seelisch Wunden zu heilen. Empathie, Zuhören, sich Zeit nehmen – all das sind wichtige therapeutische Mittel. Bitte kümmern Sie sich rechtzeitig um professionelle Hilfe, um zeitnah eine Gesprächs- oder Verhaltenstherapie antreten zu können, denn es besteht in der Regel eine recht lange Wartezeit, da es definitiv zu wenige Psychologen gibt. Auch der private Austausch mit verständnisvollen Menschen in Ihrem Umfeld kann zusätzlich unterstützen, wann immer Sie das Gefühl haben, alleine geht es nicht mehr weiter.

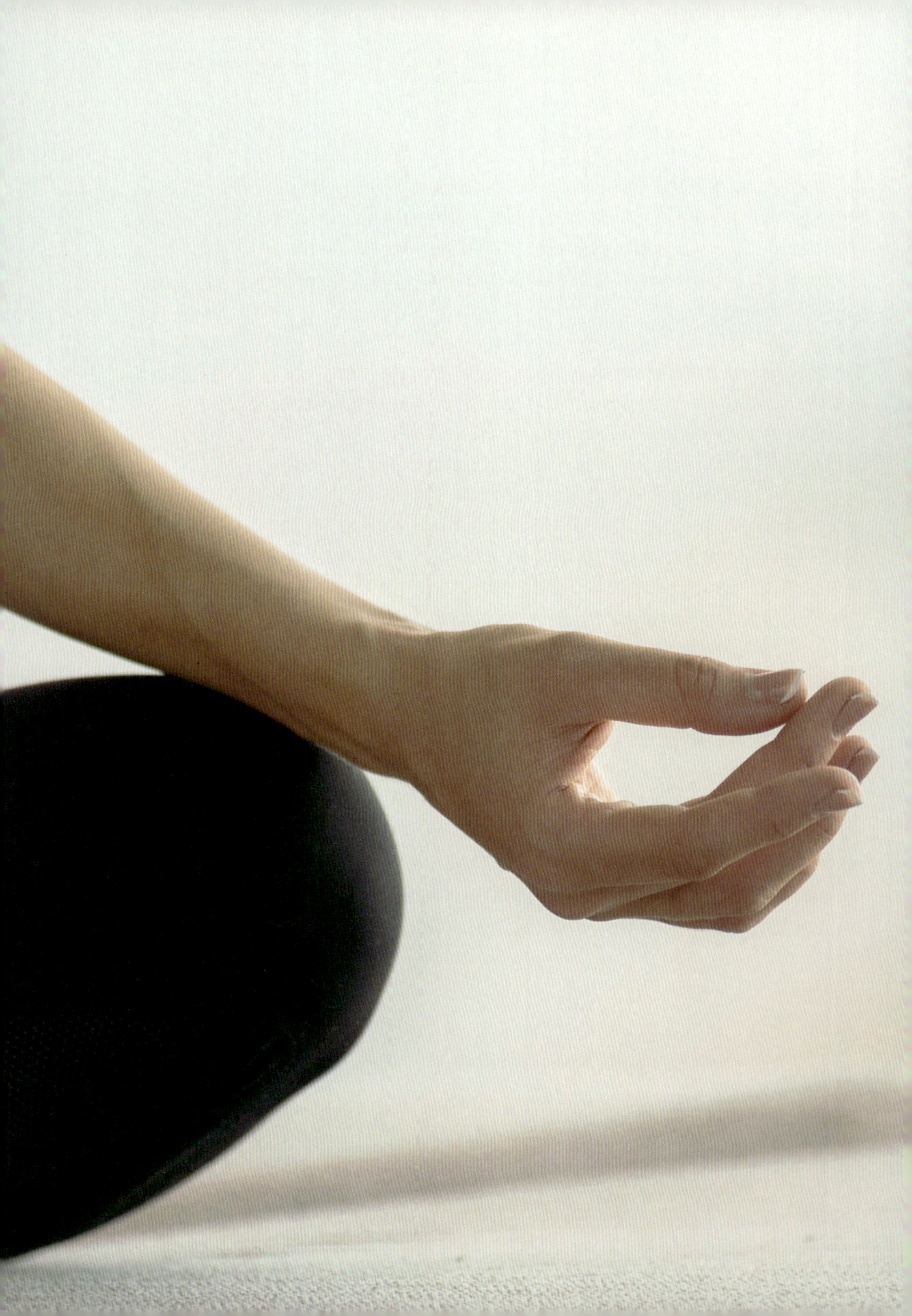

ENDOMETRIOSE IN VERSCHIEDENEN LEBENSBEREICHEN

Jetzt geht es um das, was Sie selbst in die Hand nehmen und zu Ihrem Lebensstil beitragen können. In diesem Kapitel erfahren Sie: Wie kann ich mit Endometriose eine Schwangerschaft planen? Mit welchen Lebensmitteln kann ich mich optimal unterstützen? Warum sind regelmäßiger Sport, Stressbewältigung und Entspannung so wichtig?

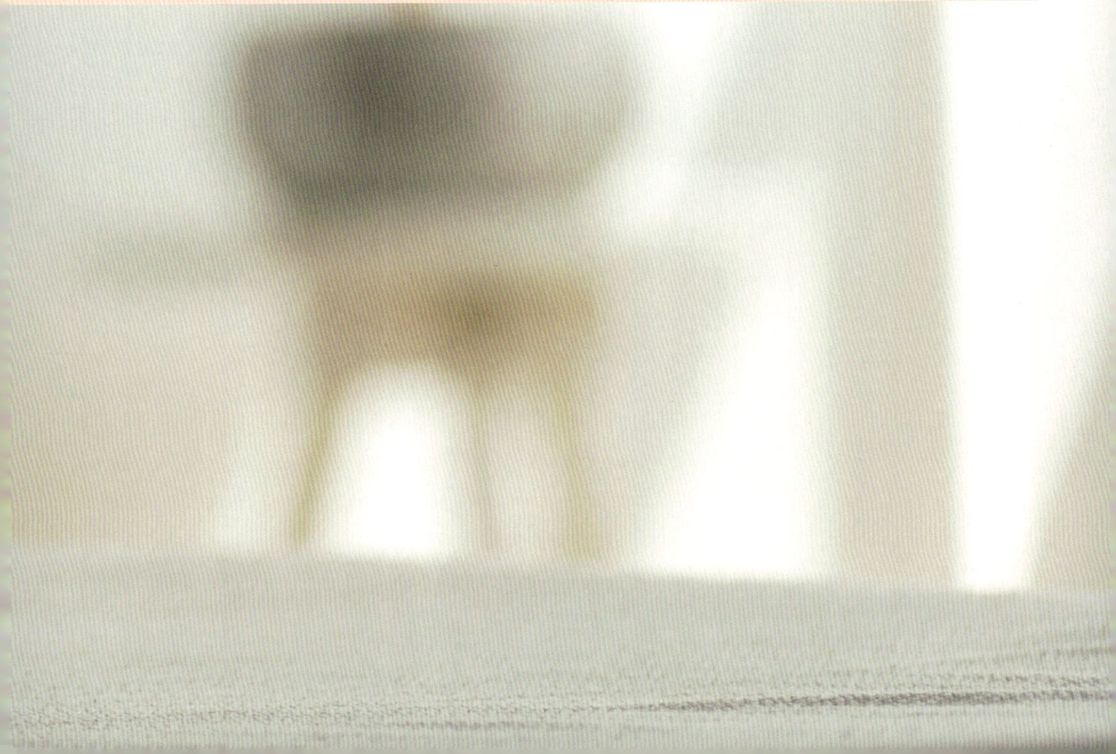

Sexualität – mehr als Geschlechtsverkehr

Die verschiedenen Lebensbereiche haben Einfluss auf das Gleichgewicht der weiblichen Hormone und damit das Erscheinungsbild einer Endometriose. Ob Sexualität, Kinderwunsch und Schwangerschaft, die Frage der richtigen Ernährung oder nach geeigneten Entspannungsverfahren: Lebensstilinterventionen können Ihnen dabei helfen, eine möglichst gute Lebensqualität zu erreichen. Und auch Sex gehört dazu, denn Sex fördert die Entspannung. Was aber, wenn die schönste Sache der Welt zu Ängsten und Beklemmung führt? Sexualität ist häufig ein Tabuthema, selbst im vertrauensvollen Umgang zwischen Patientin und Ärztin.

Ich möchte Sie ermutigen, offen auch über diese Thematik zu sprechen, damit sich Probleme gemeinsam überwinden lassen. Nehmen Sie Beschwerden in der Sexualität also nicht nur ernst, sondern suchen Sie proaktiv das ärztliche Gespräch. Ein erfülltes Sexualleben ist ein wichtiger Schlüssel für Gesundheit und Wohlbefinden und für eine lang andauernde Partnerschaft. Die Spielarten hierbei sind verschieden und bedürfen der Akzeptanz von beiden Seiten.

Das Schmerzgedächtnis

> Beschwerden in der Sexualität sollten Sie ernst nehmen und ärztlich abklären lassen.

Endometriose bedeutet immer auch eine Auswirkung auf die Sexualität. Schmerzen durch freie Flüssigkeit im Douglas-Raum (siehe Seite 12), durch Verwachsungen oder krampfartige Bauchschmerzen führen häufig zu einer Vermeidung von Sexualität. Warum sollte man auch Freude an einer Sache empfinden, die Schmerzen bedeutet? Wie reagiert der eigene Körper? Und wie reagiert der Partner auf Ablehnung? Wie kann das Sexualleben für beide befriedigend gestaltet werden? Viele Fragen stehen im Raum und viele Frauen hatten bereits vor ihrer Endometrioseoperation starke Schmerzen beim Geschlechtsverkehr. Vielfach war das der Anlass, der schließlich zur Bauchspiegelung führte. Aber auch nach erfolgreicher Operation stellt sich die Frage: Wie wird nun das erste Mal danach werden? Das Schmerzgedächtnis – das beim Menschen einen akuten Schmerz mit abgespeicherten Schmerzerfahrungen vergleicht – ist aktiv: Es denkt an Vermeidungsstrategien, an Verkrampfung aus Angst vor der Situation und vor der gemeinsamen Nähe.

Die Funktionsweise des Schmerzgedächtnisses ist großes Thema der Grundlagenforschung. Man weiß heute, dass durch ständige Schmerzimpulse akute Schmerzen in chronische übergehen können. Man erlebt also eine Zunahme der eigenen Schmerzempfindung, und das obwohl der den Schmerz auslösende Reiz zurückgeht und schließlich nicht mehr vorhanden ist. Selbst harmlose Reize können dann als starke Schmerzen wahrgenommen werden.

Miteinander reden

Wichtig ist immer die Kommunikation mit dem Partner! Versuchen Sie zu erklären, warum Sie derzeit Schmerzen beim Geschlechtsverkehr haben. Nehmen Sie Ihren Partner auch mit zum Frauenarzt. Gespräche über Ängste, aber auch über Wünsche müssen geführt werden, Emotionen und Fragen sollten sich nicht unbeantwortet aufstauen.

> Kommunikation ist wichtig, wenn es um Sie selbst, Ihren Partner und die gemeinsame Sexualität geht.

Schaffen Sie zu Hause eine ruhige und entspannte Atmosphäre, in der Sie nicht durch andere gestört werden. Alles kann, nichts muss, sollte die Devise beim gemeinsamen Erkunden der Sexualität sein. Probieren Sie Stellungen aus, die angenehm sind und keine Beschwerden verursachen. Achten Sie darauf, dass Sie als Frau das Tempo kontrollieren. Eine Missionarsstellung ist übrigens nicht günstig.

Nehmen Sie auch Hilfsmittel wie hyaluronsäurehaltige Vaginalgels, alleine können Sie gegebenenfalls auch einmal Sextoys oder Vaginalkonen ausprobieren, bevor Sie nach einer Operation mit Ihrem Partner schlafen: Eigene Sicherheit bedeutet, keine Angst haben zu müssen.

Praxistipp: Wichtig ist in jedem Falle Ihr einfühlsamer Partner. Sex bedeutet nicht nur vaginalen Verkehr, es bedeutet gemeinsam auszuprobieren, was Ihnen beiden Spaß macht und Lust für Sie bedeutet. Das können beispielsweise Partnermassagen oder gemeinsame Bäder sein. Beides dient der muskulären Entspannung und bietet eine wunderbare Chance des erneuten Kennenlernens des eigenen Körpers – und des Körpers des anderen.

Warme Kneippsche Güsse im Bereich der Lendenwirbelsäule (siehe Seite 74), entspannende Teil- oder Vollbäder beziehungsweise andere Anwendungen, die Wärme und harmonische Bewegung kombinieren, sind weitere Möglichkeiten. Mit ihrer Hilfe können Schritt für Schritt behutsam schlechte Erfahrungen aus dem Schmerzgedächtnis gelöscht werden, sodass aus der Sexualität wieder ein begehrenswerter Wunsch für Sie wird.

Scheidentrockenheit

Einige Pillen und auch die Gestagentherapie (siehe Seite 49) können zudem zu trockenen Schleimhäuten der Scheide führen (und auch im Bereich der Augen und der Mundschleimhaut). Folgende Hilfsmittel können bei Scheidentrockenheit Abhilfe schaffen:

- Gynomunal Vaginalgel (hyaluronsäurehaltige Vaginalcreme): zwei- bis dreimal wöchentlich abends und vor dem Geschlechtsverkehr anwenden.
- Sicca-Gynaedron Vaginalcreme (enthält Milchsäure und Dexpanthenol zur Stabilisierung der Vaginalflora): zwei- bis dreimal wöchentlich abends und gegebenenfalls vor dem Geschlechtsverkehr anwenden.
- Oestro-Gynaedron 0,5 mg oder Oekolp Vaginalcreme: Beide Präparate enthalten das synthetische Hormon Estriol, einen Wirkstoff aus der Gruppe der Östrogene. Daher sind diese

Cremes verschreibungspflichtig. Bitte besprechen Sie bei starker Trockenheit diese Möglichkeiten mit Ihrem Arzt. In niedriger Dosierung sind diese Vaginalcremes auch bei Endometriose anwendbar.

Kinderwunsch und Schwangerschaft

Eine Schwangerschaft ist die schönste Behandlungsform einer Endometriose, wie Sie in diesem Kapitel erfahren werden. Gleichzeitig schwingt bei Endometriosepatientinnen immer die Angst mit, dass gerade dieser sehnliche Wunsch nach einem Kind nicht in Erfüllung gehen könnte. Eine gute Nachricht: Entgegen vieler pessimistischer Darstellungen, beispielsweise im Internet, und hier besonders in den sozialen Medien, ist diese Angst häufig unbegründet.

Um das Aussetzen der Pille oder die Gestagentherapie vor dem Kinderwunsch ranken sich einige Mythen, mit denen ich aufräumen möchte: Zunächst einmal wird in einigen Kulturkreisen die Monatsblutung als eine Reinigung angesehen. Daraus ergibt sich die scheinbare Konsequenz, dass bei einer Langzyklusanwendung einer Pille (siehe Seite 53), einer Hormonspirale oder einer Gestagentherapie (siehe Seite 49) sich dieses Blut im Körper „staut“. Keine monatliche Blutung zu haben, wird oft als unnatürlich und gesundheitsschädlich angesehen. Bei den aufgeführten Anwendungen wird jedoch die Gebärmutterschleimhaut supprimiert, das heißt: Es bildet sich keine Schleimhaut, die abbluten müsste.

Ein weiterer Mythos besagt, dass man nach dem Absetzen der Pille drei bis sechs Monate mit einer Schwangerschaft warten müsse, damit zuvor das Hormon aus der Pilleneinnahme völlig aus dem Körper ausgeschieden sei. Richtig ist: Hormone haben keine lange Halbwertzeit, bleiben also nicht lange im Körper.

Ein Beispiel in diesem Zusammenhang: Vergisst man, eine einzige Pille einzunehmen oder nimmt man diese erst später als zwölf Stunden nach dem eigentlichen Einnahmetermin, kann es bereits zu einer ungewollten Schwangerschaft kommen.

Sie sehen: Der Mythos der Wartezeit nach dem Aussetzen der Pille ist nicht nur falsch, sondern auch kontraproduktiv bei einer Therapiepause der ausgeprägten Endometriose. Wir wissen, dass man nach etwa sechs Monaten ohne Behandlung mit einem erneuten Rezidiv rechnen muss. Daher arbeiten wir in der Praxis relativ frühzeitig mit einem Kinderwunschzentrum zusammen, um diese Gefahr zu minimieren.

Meine Empfehlung ist daher, erst eine bestehende Therapie abzusetzen, wenn der Kinderwunsch wirklich akut ist. Wir hatten schon häufiger Paare in unserer Praxis, die sich zum Absetzen der Pille entschlossen und entgegen der eigenen pessimistischen Einschätzung eine spontane Schwangerschaft der Frau bereits im ersten oder zweiten Monat danach erlebten. Zu dieser Zeit waren die geplante Hochzeit oder das Ende der Probezeit an der neuen Arbeitsstelle aber noch in weiter Ferne.

Umgekehrt sollte man gerade bei schwierigen Befunden die Zeit nach dem Aussetzen der Therapie nutzen und nicht verstreichen lassen. Bei Endometriosepatientinnen planen wir eine Schwangerschaft im Vorfeld noch dezidierter als bei anderen Paaren. Einiges in der Folge erscheint vielleicht dem einen oder anderen als übertrieben, aber je mehr einzelne Störfaktoren man bereits im Vorfeld ausfindig machen kann, desto höher ist auch der Erfolg für die Kinderwunschplanung.

Einflussfaktoren beider Partner

Es muss für beide Partner abgeklärt werden, ob es z. B. Operationen oder Erkrankungen in der Vergangenheit gab, die den Eintritt einer Schwangerschaft beeinflussen könnten. Bei Frauen geht es dabei vor allem um Operationen an den Eierstöcken und der Gebärmutter wie auch um Infektionen von Eierstöcken oder Eileiter oder Eileiterschwangerschaften, um nur einige Faktoren zu nennen.

Bei Männern können durchgemachte Erkrankungen wie Mumps, ein Hodenhochstand als Kind, Infektionen des Hodens oder der Nebenhoden sowie Krampfadern des Hodensacks auf eine verminderte Zeugungsfähigkeit hinweisen.

Die Ursache für Fruchtbarkeitsprobleme und eine ungewollte Kinderlosigkeit findet sich etwa zu gleichen Teilen bei *beiden* Partnern – Mann und Frau. Es ist also wichtig, dass auch beide Partner untersucht werden und Schwierigkeiten nicht alleine einer Endometriose der Frau zugeordnet werden. Viel zu oft wird in der Praxis noch eine mögliche Unfruchtbarkeit des männlichen Partners außer Acht gelassen, was für die Frau einen langen Leidensweg bedeuten kann, der unnötig ist.

Für Männer rate ich zu einem Spermiogramm. Dabei werden die Flüssigkeitsmenge (Ejakulat), der pH-Wert, die Anzahl, Form und Beweglichkeit der Spermien untersucht. Bei verminderter Qualität wird das Spermiogramm in der Regel innerhalb eines definierten Zeitfensters wiederholt.

Bei Frauen wird die Regelblutung genauer betrachtet: Besteht eine konstante Regelmäßigkeit oder setzt die Periode für Monate aus? Wie ist das Bild hormoneller Parameter in der ärztlichen Untersuchung? Liegen in der Familie Schilddrüsenerkrankungen (Über- oder Unterfunktionen) vor oder hatte die Mutter vielleicht eine Autoimmunerkrankung der Schilddrüse, das sogenannte Hashimotosyndrom?

Funktionsstörungen der Schilddrüse können die Sexualhormone beeinflussen und daher auch die Fruchtbarkeit beeinträchtigten. In diesen Verdachtsfällen lassen wir die Schilddrüsenhormone der Patientinnen durch den behandelnden Internisten oder Hausarzt bestimmen.

Bei Patientinnen ab 35 Jahren sollte vor allem nach Operationen an den Eierstöcken (z. B. Resektion von großen Zysten oder gutartigen Tumoren) der AMH-Wert (Anti-Müller-Hormon) bestimmt werden. Dieser sagt etwas über die ovarielle Reserve einer Frau aus. Frauen haben ab ihrer Geburt eine begrenzte Anzahl von Eizellen, die ab der ersten Menstruationsblutung, dem ersten Eisprung, kontinuierlich abnimmt. Durch Operationen an den Eierstöcken und die Reduktion von Ovargewebe sinkt dieser Wert vorzeitig weiter ab.

Impfschutz überprüfen

Cocooning: Eine Impfung gegen Keuchhusten im nahen Umfeld soll verhindern, dass *Bordetella pertussis* auf den Säugling übertragen wird.

Wir überprüfen ferner den Impfschutz beider Partner, da ein Baby noch keine eigene Immunität aufweist und lediglich den Nestschutz durch das Immunsystem der Mutter hat. Hier wird das System des Cocooning eingesetzt: Man versucht dabei die Personen im Umfeld des Babys zu impfen, um die Gefahr für das Baby vor allem einer gefährlichen Keuchhusteninfektion zu verringern.

Laut des nordrheinischen Berufsverbandes der Kinder- und Jugendärzte e. V. starben im Jahr 2016 drei Säuglinge an den Folgen von Keuchhusten, 714 Säuglinge erkrankten in diesem Zeitraum daran. Als es in Deutschland noch keine Impfung gegen Keuchhusten gab, kostete diese Krankheit etwa 10.000 Säuglinge pro Jahr das Leben. Der Erreger *Bordetella pertussis* hat ganzjährig Saison und wird per Tröpfcheninfektion, also in erster Linie durch enge Kontakte, übertragen. Deshalb sollten Eltern, Großeltern und nahe Kontaktpersonen möglichst einen Impfschutz gegen diese Erkrankung aufweisen.

Eine weitere wichtige Impfung für eine Frau, die sich mit dem Thema Kinderwunsch befasst, ist die Rötelnimpfung. Gerade in den ersten zwölf Wochen einer Schwangerschaft und damit der Zeit, in der die Organe beim Fetus angelegt werden (Organogenese), hat eine Rötelninfektion verheerende Auswirkungen auf das Kind.

Es kann zu einem Greggsyndrom kommen (benannt nach dem australischen Augenarzt Sir Norman McAlister Gregg (1892–

1966), auch Rötelnembryopathie genannt). Dieses Fehlbildungssyndrom bei Neugeborenen beinhaltet eine Schädigung des Herzens, der Augen (Linsentrübung) und Ohren (Innenohrschwerhörigkeit).

Praxistipp: Generell ist für eine Hormondiagnostik wichtig, dass man zuerst die Hormontherapie, also die Pille, abgesetzt hat! Für eine detaillierte Hormonbestimmung sind ebenfalls relevant: die genaue Deklarierung der Zyklustage, das Körpergewicht, die Größe der Patientin sowie ihr Raucher- beziehungsweise Nichtraucherstatus und die Uhrzeit der Blutabnahme.

Chance Kinderwunschzentrum?

Wenn eine ausgeprägte beispielsweise rektovaginale Endometriose (siehe Seite 28) vorliegt, halte ich im Zusammenhang mit einem Kinderwunsch eine Therapiepause von rund sechs Monaten für vertretbar. Falls es in diesem Zeitraum trotz der beschriebenen Untersuchungen (beider Partner) zu keiner spontanen Schwangerschaft kommt, stell ich meine Patientinnen und Patienten in einem Kinderwunschzentrum vor. Liegt etwa zusätzlich eine schlechte Spermienqualität des Mannes vor, sollte die Zuweisung rasch erfolgen.

Gelegentlich treten aber gerade innerhalb dieser sechsmonatigen Pause Schwangerschaften ein. Eine Reduktion der Endometrioseherde im kleinen Becken hat Einfluss auf die Bewegung der Eileiter: Der Transport des Eies funktioniert besser. Vielleicht wurde auch zusätzlich die Durchgängigkeit der Eileiter untersucht. Eine Durchspülung der Eileiter mit einer Farbstofflösung hat womöglich kleine Verklebungen beseitigt.

Aber es gibt auch einen nicht zu unterschätzenden psychologischen Aspekt! Alleine das Wissen, dass bald ein Kinderwunschzentrum den Wunsch nach einer Schwangerschaft unterstützen und womöglich erfüllen wird, entlastet viele Paare enorm. Frauen vergessen plötzlich den Zykluskalender und fixieren sich nicht mehr so stark auf den Kinderwunsch. Gerade in diesen Zeiträumen – wenn der Stress des Alltags verschwindet, wie es auch in Urlaubssituationen der Fall ist – geschehen tatsächlich schon einmal kleine Wunder.

Auch zwischen zwei Zyklen einer Kinderwunschbehandlung im Kinderwunschzentrum werden Frauen gelegentlich ohne ärztliche Hilfe schwanger. Mal liegt es an der Behandlung von Hormon- oder Stoffwechselstörungen, mal können wir Naturwissenschaftler es einfach nicht erklären.

Eine erfolgreich behandelte Endometriose begünstigt die Aussichten für eine erfolgreiche Kinderwunschbehandlung.

Im Netzwerk der Stiftung Endometrioseforschung sind auch einige sehr gute Kinderwunschzentren vertreten, die Ihnen weiterhelfen können (siehe Anhang). Lassen Sie sich in jedem Fall zusammen mit Ihrem Partner über die für Sie individuellen Möglichkeiten beraten.

Schwanger – die schönste „Endometriosetherapie"

Hurra, es ist zu einer Schwangerschaft gekommen: „Warum geht es mir plötzlich so gut mit der Endometriose?" oder „Wie kann ich den positiven Effekt der Schwangerschaft verlängern und voll ausnutzen?" – diese Fragen stellen sich viele Frauen.

Ein Teil der Antwort sind Hormone: Die vom Mutterkuchen (Plazenta) gebildeten, hohen Werte an Gelbkörperhormon (siehe Seite 16) schützen die Schwangerschaft und beenden auch die schmerzhafte Regelblutung. Dieses Progesteron ist für die Transformation der Gebärmutterschleimhaut relevant und an der Einnistung der Eizelle beteiligt. Zugleich hemmt es die Muskulatur der Gebärmutter und verhindert schmerzhafte Krämpfe.

Prolaktin setzt die Milchbildung in Gang und unterdrückt während der Stillperiode die Regelblutung und den Eisprung. Ein weiteres Hormon, das ich bis jetzt noch nicht vorgestellt habe, ist das Oxytocin: Es wird im Zwischenhirn gebildet und wirkt auf die Wehentätigkeit während der Geburt. Neben dieser Funktion bewirkt es ein Zusammenziehen der Muskelzellen in den Milchgängen und ist somit zusammen mit Prolaktin für den Milchfluss verantwortlich.

Länger Stillen ist besser

Oxytocin wird auch als Kuschel- und Glückshormon bezeichnet, das für die Glückgefühle beispielsweise während des Stillens und somit auch für eine schöne Mutter-Kind-Beziehung wichtig ist. Das Stillen vermittelt Immunität beim Baby, gestillte Kinder haben etwa deutlich weniger Allergien als nicht gestillte Kinder.

Muttermilch ist die beste Nahrung für Ihr Baby.

Eine große Untersuchung (72.394 Frauen) aus dem Jahr 2017 am Brigham and Women's Hospital in Boston zeigte bei 3296 an Endometriose erkrankten Frauen einen deutlichen Rückgang der Rezidivrate, wenn länger als ein Jahr im Leben der Frau gestillt wurde. Das Risiko reduzierte sich um 32 Prozent gegenüber Frauen, die weniger als einen Monat gestillt hatten. Stillten die Frauen länger als ein Jahr, reduzierte sich ihr Risiko alle drei Monate der Stillzeit um weitere acht Prozent.

Der Studienleiter Leslie V. Farland kam zu dem Schluss, dass Frauen, die länger als insgesamt 36 Monate gestillt hatten, eine Risikoreduktion von 40 Prozent gegenüber nicht stillenden Frauen aufwiesen. Als verantwortlich dafür sahen die Forscher die Amenorrhoe während der Stillphase – das Ausbleiben der Regelblutung. Diese war natürlich umso ausgeprägter, je länger eine Frau stillte.

Praxistipp: Muttermilch ist trotz hervorragender Säuglingsnahrung die beste Ernährung für Babys. Sie muss nicht erwärmt werden, ist immer dabei und unkompliziert in der nächtlichen Anwendung. Stillen reduziert übrigens auch das Brustkrebsrisiko von Frauen erheblich.

Wie geht es nach der Schwangerschaft weiter?

In der Stillzeit kann man bereits mit einer Folgetherapie für die Endometriose beginnen, die auf der einen Seite eine sichere Verhütung darstellt, andererseits die durch das Stillen gewonnene Blutungsfreiheit weiter fördert. Keine Blutung bedeutet beispielsweise bei Adenomyosepatientinnen auch keine Dysmenorrhoe und damit keine starken Regelschmerzen oder Unterbauchkrämpfe.

Für eine solche Anwendung sind Gestagenmonopillen (siehe Seite 55) in einer Dosierung mit 75 Mikrogramm (täglich eine Tablette ohne Pause) möglich. Im Gegensatz zu Kombinationspillen sind Gestagenmonopillen in der Stillzeit anwendbar, da nur geringe Spuren in die Muttermilch übergehen. Zudem gehören sie neben den LNG-Spiralen zu den niedrig dosiertesten hormonellen Verhütungsmethoden.

Hormonspiralen sind einfach in ihrer Anwendung, das Vergessen einer Pille scheidet aus, Durchfall oder Erbrechen haben keinen Einfluss auf die Sicherheit. In unserer Praxis haben wir bei Patientinnen mit Endometriose gute Erfahrungen mit LNG-Spiralen zwischen den Schwangerschaften gemacht. Die Spirale weist eine hohe Blutungsfreiheit auch nach der Stillzeit auf und hat eine Liegedauer von fünf Jahren. Bei erneutem Kinderwunsch kann sie jederzeit entfernt werden. Allerdings ist bei Depressionen, Angstzuständen oder Panikattacken von LNG-Spiralen abzusehen, da sie nach neuem Wissensstand diese Beschwerden verstärken oder auch in geringen Maßen auslösen können.

Praxistipp: Häufig ist in unterschiedlichster Literatur zu lesen, dass eine ausbleibende Regelblutung verhütend wirkt. Bitte bedenken Sie, dass dies leider nicht der Fall ist. Deswegen sollten auch stillende Frauen auf eine ausreichende Verhütung achten.

Mediterrane Ernährung

Essen sollte einfach Freude machen und nicht in Zwang ausarten. Ich erlebe immer wieder in meiner Praxis, dass viele Frauen durch einen enormen äußeren Druck, vor allem durch die sozialen Medien, eine falsche Wahrnehmung ihres eigenen Körpers haben. Damit steigt auch das Risiko für Essstörungen. Diäten und wilde, in regelmäßigen Abständen kursierende Ernährungskonzepte werden von normal- und untergewichtigen Frauen in der Regel durchgeführt, wenn das eigene Selbstbild verfälscht ist.

> Die mediterrane Küche ist leicht verdaulich und bietet abwechslungsreiche Möglichkeiten für gesunde Speisen, die den Körper nicht zusätzlich belasten.

Leider gibt es keine ausgesprochene „Endometriosediät". Die Ernährung bei Endometriose sollte grundsätzlich vielfältig, saisonal, nach Möglichkeit regional und hochwertig sein. Die allgemeinen Anforderungen an eine gesunde Ernährung wie unter anderem in der 5-am-Tag-Kampagne, die unter der Schirmherrschaft des Bundesministeriums für Gesundheit und des Bundesministeriums für Ernährung, Landwirtschaft und Verbraucherschutz in Deutschland möglichst fünfmal am Tag Obst und Gemüse empfiehlt, kann ich nur unterstützen. Gemüse und Obst sollten ihren festen Platz auf dem täglichen Speiseplan haben.

Dennoch gibt es auch Soul Food: das Seelenfutter etwa in Form eines Tellers mit Spaghetti Bolognese. Auf den Parmesan würde ich dabei auch nur verzichten, wenn tatsächlich eine Nahrungs- beziehungsweise Laktoseintoleranz bestehen sollte. Wobei selbst dann langgereifte Käsesorten wie Parmesan gut verträglich sind.

Ich selbst bin ein Freund von mediterraner Mischkost, einer leicht verdaulichen Küche mit großem Gemüse- und Obstanteil. Dazu gehören auch fettarme Milch und Milchprodukte wie Joghurt, Skyr oder Kefir mit hohem Kalziumanteil. Zudem eine sorgfältige Auswahl von Fisch, Fettsäuren, Fleisch sowie Lebensmitteln, die uns ausreichend mit antioxidativen Stoffen versorgen und damit den Zellschutz unterstützen können.

Frauen mit Endometriose sollten eine vegetarische Ernährung in Erwägung ziehen

Eine vielfältige und jahreszeitliche Küche ist sinnvoll und auch Bestandteil vieler traditioneller Heilmethoden. Viele Menschen auf der Welt leben vegetarisch – vielfach, weil der Konsum von Fleisch deutlich zu teuer ist. In anderen Fällen verbieten kulturelle, religiöse oder ethische Vorstellungen den Genuss von Mitgeschöpfen. Für die Behandlung der Endometriose ist eine vegetarische Ernährung eine gute Möglichkeit. Speziell für den Konsum von rotem Fleisch konnten Ergebnisse einer Studie zeigen, dass dieser sich nachteilig auf die Symptomatik von Endometriosepatientinnen auswirkte.

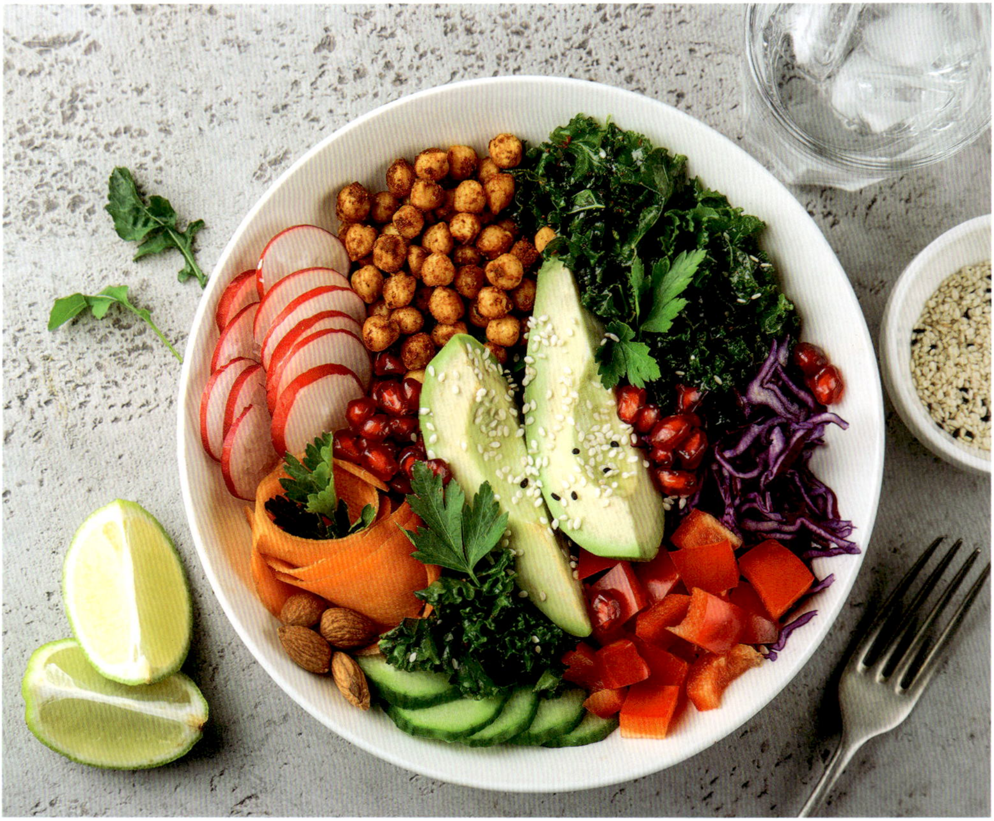

Eine vegane Ernährung ist meiner Meinung nach komplizierter umzusetzen. Natürlich kann man tierische Eiweiße ersetzen, B-Vitamine über eine Nahrungsergänzung substituieren und auch als Veganer eine vielfältige, abwechslungsreiche Ernährung konzipieren. Auch unter dem Ansatz niedriger $C0_2$-Belastung der Umwelt und hinsichtlich des Tierschutzes ist vegane Ernährung sinnvoll.

Die Kehrseite: Oft wird die Ernährung gerade bei Veganern zu einseitig gestaltet. Bei Frauen mit Endometriose, die sich zu wenig abwechslungsreich ernähren, sehe ich leider immer wieder bei Blutuntersuchungen, dass sich im Bereich der B-Vitamine (vor allem B_{12}), zudem bei Vitamin D, Eisen, Jod und der Eiweißversorgung zu niedrige Werte darstellen. Um dies auszugleichen, wird eine Nahrungsergänzung etwa mit Kalzium- und Vitaminpräparaten nur unterschiedlich gut umgesetzt. Auf der anderen Seite kenne ich Sportler, die sich hervorragend vegan ernähren und auch ihre sportlichen Erfolge dieser Ernährungsumstellung zuschreiben.

Für welche Ernährung Sie sich auch entscheiden: Ausgewogenheit ist das oberste Ziel, um ausreichend mit Kohlenhydraten, Fetten und Eiweißen sowie allen Mikronährstoffen versorgt zu sein. Bei Endometriose relevante Lebensmittelgruppen und empfehlenswerte Vitamine stelle ich jetzt vor.

Milchprodukte – Pro und Contra

Gerade bei der hormonellen Behandlung einer Endometriose ist eine gute Versorgung mit Kalzium und Vitamin D wichtig, um das Risiko für eine Osteoporose zu senken. Bei Laktoseintoleranz können laktosefreie Milchprodukte eingesetzt werden. Bei bereits niedriger Knochendichte sollten Nahrungsergänzungen mit Kalzium und Vitamin D mit dem behandelnden Arzt besprochen werden.

> Milch und Milchprodukte wie Käse, Joghurt, Kefir sind gute Kalziumquellen.

Wissenschaftliche Untersuchungen zeigten, dass neben dem Milchkonsum etwa in asiatischen Ländern auch höhere körperliche Betätigung offensichtlich mitverantwortlich für eine Schutzwirkung auf den Knochen und niedrigere Frakturraten ist. Eine Erkenntnis dieser Studien: Wer Sport macht, hat eine bessere Osteoporoseprophylaxe als durch den täglichen Genuss allein nur von Milch.

Letztlich müssen, wie so oft, beide Seiten der Medaille betrachtet werden, vor allem bei hohem Milchkonsum. An der Deutschen Sporthochschule in Köln sieht man beispielsweise in einer Übersäuerung des Organismus durch Milchprodukte eine der Ursachen für schlechte Knochendichte.

Der Hintergrund: Man unterscheidet zwischen basischen und sauren Lebensmitteln. Während fetter Fisch, Fleisch, aber auch Milch zu den säurebildenden Nahrungsmitteln gehören, zählen Gemüse und Obst durch ihren hohen Kalzium- und Magnesiumanteil zu den basischen Lebensmitteln. Hier braucht der Körper eine Balance: Bei einer Übersäuerung wird ansonsten dem Knochen Kalzium zur Neutralisierung entzogen, um die erforderliche Balance wieder herzustellen – die Knochendichte nimmt daher durch hohen Milchkonsum ab und nicht zu!

Hinsichtlich der oft diskutierten möglichen Übertragung von Krankheitserregern durch Milch ist zu ergänzen, dass Milch im Herstellungsprozess in der Regel pasteurisiert wird, wodurch das Risiko einer Keimübertragung minimiert wird. Auch die häufig diskutierte Fragestellung, ob Milch die Entstehung von Brustkrebs fördert, konnte in wissenschaftlichen Analysen nicht bestätigt werden, obwohl einzelne Studien Hinweise darauf zeigten.

Die Wissenschaftlern Walter C. Willett und David S. Ludwig von der Harvard Medical School kommen in ihren Studien zu dem Schluss, dass der Genuss von fettreduzierter Milch in einer Menge von bis zu circa 500 Milliliter täglich vorteilhaft sei. Vor allem bei Menschen mit niedrigem Einkommen und schlechten Ernährungsbedingungen sehen sie einen Vorteil im täglichen Milchkonsum. Je höher die Qualität der Ernährung, desto mehr könne man nach Auffassung der Studienautoren auf diese Kalziumquelle verzichten.

Praxistipp: Ein Schluck Milch im Kaffee, im Müsli oder die warme Milch mit Honig ist für Menschen ohne Laktoseintoleranz kein Problem. Falls diese oder auch eine Unverträglichkeit gegen Milchprodukte bestehen sollte, ersetzen Sie einfach durch ungesüßte Hafer-, Mandel- oder Sojamilch.

In der veganen Ernährung kann alternativ durch Gemüse wie Brokkoli, Fenchel, Spinat oder auch Nüsse (Haselnüsse und Paranüsse) und Mineralwasser das Decken des täglichen Kalziumbedarfs angestrebt werden.

> Auch Gemüse liefert Kalzium, Beispiele: Brokkoli, Spinat und Fenchel.

Zudem können Sie herkömmliche Kuhmilch natürlich auch durch Sojamilch, Reismilch, Hafermilch oder Mandelmilch ersetzen. Interessant: Während Sojamilch etwa den gleichen Proteinanteil wie Kuhmilch hat, ist dieser bei Mandelmilch deutlich reduziert. Nicht empfehlenswert sind dagegen gesüßte oder mit Schokoladen- oder Vanillegeschmacksstoffen versetzte pflanzliche Milchprodukte, denn der versteckte Zuckerzusatz macht aus einem tollen Lebensmittel eine Kalorienbombe.

Entzündungshemmende Omega-3-Fettsäuren

Omega-3-Fettsäuren sind ein Bestandteil von Zellmembranen und werden auch als Baustein für bestimmte Hormone benötigt. Studien belegen zudem eine Stärkung des Immunsystems und einen insgesamt positiven Einfluss auf Entzündungsprozesse in unserem Körper beziehungsweise eine Senkung der Entzündungsaktivität.

Vor allem Fische wie Lachs, Makrelen oder Sardellen, Krebstiere (Krill) und bestimmte Algenarten (Spirulina, Schizochytrium und Chlorella) sind reich an den Omega-3-Fettsäuren Docosahexaensäure (DHA) und Eicosapentaensäure (EPA). Beide sind besonders stoffwechselaktiv und haben entzündungshemmende Eigenschaften, was sich hinsichtlich Endometriose unterstützend auswirken kann.

Die dritte Omega-3-Fettsäure Alpha-Linolensäure (ALA) ist pflanzlichen Ursprungs und bietet sich daher bei einer veganen Ernährung an. Sie wird aus dem Samen der Leinpflanze (Flachs) gewonnen und steckt in Leinsamen und Leinöl, außerdem enthalten auch Walnüsse und Walnussöl, Raps- und Hanföl Alpha-Linolensäure. ALA ist eine essenzielle Fettsäure: Unser Körper ist auf die Zufuhr von außen angewiesen, da er sie nicht selbst herstellen kann. Die beiden anderen DHA und EPA können wir durch Umwandlung von ALA in geringen Mengen selbst herstellen.

Die Ausgangsbasis für eine Versorgung mit diesen entzündungshemmenden Helfern ist eine ausgewogene Ernährung beispielsweise mit zweimal in der Woche fettem Meeresfisch wie der erwähnte Lachs oder auch Hering. Dabei spielt natürlich die Qualität eine Rolle. Beispiel: Ein Wildlachs, der sein natürliches Futter aufnimmt, liefert meistens eine bessere Fettsäurebilanz als Lachs von einer Zuchtfarm.

Was bedeutet Omega-Balance?

Durch unsere modernen Ernährungsgewohnheiten mit in der Regel reichlich Fast Food und zu wenig frischer Pflanzenkost nehmen wir durchschnittlich 20-mal mehr Omega-6- als Omega-3-Fettsäuren auf. Das Verhältnis liegt also bei 20:1. Ein sehr gutes Verhältnis von Omega 6 zu Omega 3 wäre jedoch 2:1.

Ein Zuviel an Omega 6 kann die Produktion wichtiger Gewebehormone behindern und wirkt eher entzündungsfördernd. Es steckt mit einem hohen Anteil z. B. in Sonnenblumen- und Distelöl. Um Omega 3 und Omega 6 zu verstoffwechseln, nutzt unser Organismus das gleiche Enzym. Enzyme steuern als Biokatalysatoren wichtige Stoffwechselreaktionen. Besetzt zu viel Omega 6 das relevante Enzym, kann Omega 3 nicht ausreichend aufgenommen werden.

Wichtig: Neben einer Aufnahme entzündungshemmender Omega-3-Fettsäuren sollte der Konsum von Omega-6-Fettsäuren mit der Ernährung eher reduziert werden.

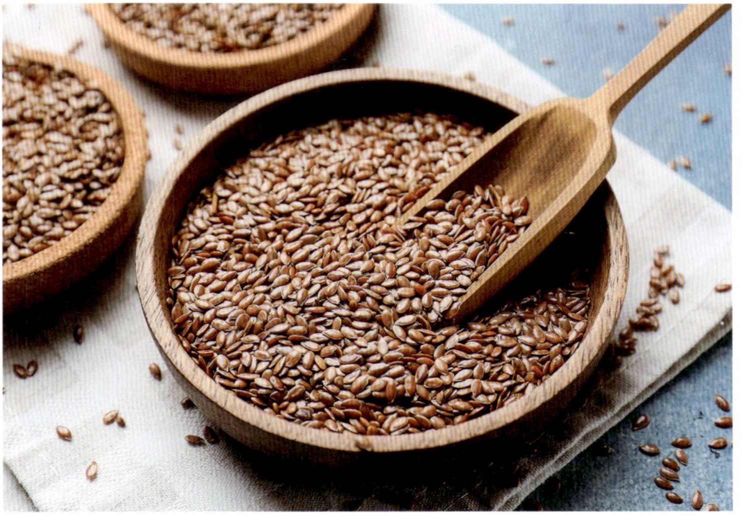

Im Leinsamen stecken viermal mehr Omega-3- als Omega-6-Fette und zusätzlich beste Pflanzenstoffe

Auch Leinöl – kaltgepresst und naturbelassen – ist ein Star für die gesunde Küche. Im Leinsamen stecken nämlich viermal mehr Omega-3-, als Omega-6-Fette und zusätzlich beste Pflanzenstoffe. Mit nur einem Esslöffel Leinöl täglich lässt sich der Bedarf an Omega 3 decken. Leinöl ist jedoch sehr hitze-, luft- und lichtempfindlich und daher am besten für kalte Speisen, frische Salate oder Rohkost geeignet. Achten Sie auf kalt gepresste Qualität. Da Leinöl schnell ranzig wird, sollte es bei kühler Lagerung innerhalb von drei Wochen ab Anbruch verwendet werden.

Rohkost mit Leinöl für den kleinen Hunger

Rohkost ist für viele durch die enthaltenen Ballaststoffe morgens schwer verdaulich. Auch abends sollte Rohkost nur in Maßen gegessen werden. Wenn Sie Rohkost jedoch gerne mögen und gut vertragen, können Sie beispielsweise kleine Rohkostsnacks für den Hunger zwischendurch oder als Salat mit Leinöl vor dem Mittagessen genießen.

Praxistipp: Omega-3-Fettsäuren sind für die Ernährung bei Endometriose von großem Interesse. Zum Kochen und Braten ist Rapsöl in guter Qualität empfehlenswert. Es liegt mit einem Verhältnis von Omega 6 zu Omega 3 von 2:1 sogar noch vor dem beliebten Olivenöl. Hochwertige Rapsöle finden Sie in guten Bio- und Feinkostgeschäften oder Onlineshops.

Obst und Gemüse

Vermeiden Sie Fast Food und Fertiggerichte, kochen Sie selbst mit frischen Zutaten und möglichst bunt!

Wie bereits erwähnt, gilt für Obst und Gemüse: am besten bunt, vielfältig, jahreszeitlich, hohe Qualität und fünf Portionen am Tag (eine Portion entspricht einer Handvoll).

Generell gilt: Der Gemüseanteil sollte den Löwenanteil ausmachen, denn bei Obst gilt es neben der Qualität auch den teilweise hohen Anteil an Fruchtzucker zu beachten, der bei Patientinnen mit Diabetes Typ 2 problematisch sein kann. Verzichten Sie vor allem abends auf Obst. Die Fruchtsäuren bestimmter Sorten wie Grapefruit, Mandarinen, Zitronen oder auch gezuckerte Obstkonserven können zu nächtlichem Sodbrennen führen.

Empfehlenswerte Obstsorten sind ansonsten Ananas und Papaya mit ihren hohen Werten an Bromelain und Papain, diese Inhaltsstoffe haben eine abschwellende und entzündungshemmende Wirkung. Bei den Säften sind Bioacerola- oder auch Bioapfelsäfte gut. Der hohe Anteil an Vitamin C wirkt antioxidativ und damit zellschützend.

Eine wissenschaftliche Übersichtsarbeit aus dem Jahr 2021 kam unterm Strich zu dem Schluss, dass die Ergebnisse der ausgewerteten Studien im Hinblick auf Gemüse und Obst bei Endometriose nicht eindeutig sind. Nach aktuellem Wissensstand können demnach keine konkreten Ernährungsempfehlungen abgegeben werden, mit denen sich die Krankheit Endometriose nachhaltig beeinflussen lässt. Gleiches galt in dieser Auswertung für Milchprodukte, ungesättigte Fettsäuren, Ballaststoffe und auch Sojaprodukte oder Kaffee.

Um konkrete Empfehlungen ableiten zu können, werden also offensichtlich weitere Studien zum Einfluss von Lebensmitteln auf eine Endometriose benötigt. Aus den Erfahrungen mit den Patientinnen in meiner Praxis rate ich persönlich vor allem bei Unterleibsbeschwerden in erster Linie von blähenden Gemüsesorten wie Kohl eher ab (z. B. Rosenkohl, Blumenkohl). Gleiches gilt je nach persönlicher Situation für Hülsenfrüchte wie Erbsen und Bohnen. Die einen vertragen es gut, bei anderen verstärken sich die krampfartigen Bauchschmerzen.

Praxistipp: Versuchen Sie vorsichtig, was Ihnen in welchen Mengen guttut. Je weniger Zusatzstoffe dabei im Spiel sind und je weniger ein Lebensmittel be- und verarbeitet wurde, desto besser.

Zitrusfrüchte bei Endometriose?

In einer Auswertung der groß angelegten Nurses Health Study (NHS), einer US-Längsschnittstudie zu Ernährung und Krebsrisiken bei Frauen, fand man auch zwei interessante Aspekte hinsichtlich Endometriose: Frauen, die mehr als einmal täglich Zitrusfrüchte zu sich nahmen, wiesen ein um 22 Prozent geringeres Risiko für die Entwicklung einer Endometriose auf. Patientinnen, die mehr als einmal pro Tag Kreuzblütengewächse zu sich nahmen, hatten dagegen ein um 13 Prozent höheres Risiko.

Zu den Kreuzblütengewächsen gehören die schon erwähnten Kohlarten, darunter: Rosenkohl, Blumenkohl, Brokkoli, Rotkohl, Weißkohl, Chinakohl, Pak Choi und Kohlrabi, um nur einige häufige Sorten zu nennen.

Ein pauschales Urteil ist hier sicherlich schwierig, denn Brokkoli beispielsweise ist trotz alledem ein sehr gutes und gesundes Gemüse, das zahlreiche Mineralstoffe wie Kalium, Kalzium, Zink und Vitamine enthält (Vitamin A, C, E, B_1, B_2, B_6 und E).

Zellschutz: empfehlenswerte Vitamine

Bei den Antioxidantien in unserer Ernährung geht es vor allem um die Förderung des Zellschutzes, der bei Erkrankungen wie Endometriose besonders wichtig ist. Antioxidantien unterstützen uns im Kampf gegen freie Radikale. Das sind reaktive Sauerstoffverbindungen, die einerseits ständig im Körper durch permanent ablaufende Stoffwechselprozesse gebildet werden, andererseits durch äußere Einflüsse wie UV-Strahlung, Feinstaub, Umweltgifte und so weiter. Den daraus resultierenden oxidativen Stress gilt es in Schach zu halten, da er unsere Erbinformation (DNA) schädigt.

Vor allem die Vitamine A, C und E spielen hier eine große Rolle und können hervorragend in Form von Obst und Gemüse und durch eine insgesamt mediterrane Kost aufgenommen werden. Auch Betakarotin, die Vorstufe von Vitamin A, schützt gegen freie Radikale.

Vitamin A

Vitamin A ist für das Zellwachstum und die Funktion des Immunsystems wichtig und dämmt Entzündungen ein. Das Vitamin findet sich in hohen Dosen in Lebertran (von Fischen wie Kabeljau und Schellfisch), in Rinder- oder Kalbsleber. Grundsätzlich ist beim Griff zu tierischen Produkten nur Bioqualität sinnvoll, vor allem bei Innereien, die häufig eine hohe Belastung unter anderem an Dioxinen – einem starken Umweltgift, das als krebserregend gilt – aufweisen. Das Bundesamt für Risikobewertung (BfR) rät von Verzehr von Leber aller Tierarten insbesondere während der Schwangerschaft ab.

Gute Quellen für Vitamin A sind:

- Karotten, Karottensaft
- Süßkartoffeln
- Kürbis

- Aprikosen
- Löwenzahnblätter
- Mango

Vitamin A ist auch wichtig für unsere Sehleistung, es schützt die Haut und die Schleimhäute und hat eine Funktion für das Nervensystem. Beim Mann spielt es eine Rolle bei Testosteronproduktion und hat Einfluss auf die Spermienqualität. Für die Frau ist es beim Aufbau der Plazenta in der Schwangerschaft und für die Reifung des Fetus relevant.

Praxistipp: Das Bundesinstitut für Risikobewertung (BfR) empfiehlt nicht mehr als 0,2 Milligramm pro Tag bei einer Zufuhr über Nahrungsergänzungsmittel. Insbesondere in der Schwangerschaft ist eine den Fetus schädigende Überdosierung zu vermeiden, eine Einnahme sollte nur nach ärztlicher Rücksprache erfolgen.

Vitamin C

Vitamin C (auch bekannt als Ascorbinsäure) ist ein wasserlösliches Vitamin, eine Überdosierung kann im Gegensatz zu fettlöslichen Vitaminen, zu denen auch die Vitamine A und E gehören, daher eigentlich nicht passieren. Als kritische Menge werden dennoch Dosen jenseits drei bis vier Gramm angesehen. Andersherum ist die bei Seefahrern in alten Zeiten gesehene Vitaminmangelerkrankung Skorbut unter den heutigen Ernährungsmöglichkeiten praktisch ausgeschlossen.

Da Vitamin C über die Nieren ausgeschieden wird, diskutieren Wissenschaftler, ob dadurch Blasen-oder Nierensteine entstehen könnten. Nimmt man jedoch Vitamin C nicht hochdosiert über Tabletten ein oder bekommt Infusionen des Vitamins verabreicht, sind diese hohen Mengen nicht erreichbar.

Anlässlich einer relativ kleinen Studie im Jahr 2013 erhielten Endometriosepatientinnen, die täglich an Schmerzen litten, eine

Kombination aus 1000 Milligramm Vitamin C und 1200 Internationalen Einheiten (IE) Vitamin E pro Tag. Eine Vergleichsgruppe bekam ein Placebopräparat, also wirkstofffreie Tabletten. Das Ergebnis: Nach acht Wochen verbesserten sich bei 43 Prozent der Patientinnen in der Vitamingruppe die Beschwerden, die Schmerzen beim Geschlechtsverkehr reduzierten sich um 24 Prozent.

Gute Quellen für Vitamin C sind:

- Zitrusfrüchte
- Paprika (vor allem rote, rohe)
- schwarze Johannisbeeren
- Brokkoli, Rosenkohl und Grünkohl (Vorsicht: Kreuzblütengewächse sind nicht optimal bei Endometriose)
- Petersilie
- Sanddorn
- Hagebutten
- Kartoffeln

In Studien konnte eine kombinierte Einnahme von Vitamin C und E die Endometrioseschmerzen reduzieren.

Praxistipp: Vitamin C gilt nicht nur als antioxidativ und vermindert entzündliche Prozesse, die ausreichende Zufuhr verbessert auch die Aufnahme von Eisen. Beispiel: Bei einer Blutarmut (Anämie) in der Schwangerschaft oder nach einer Operation, sollte man das verordnete Eisenpräparat genussvoll mit einem Glas frischem Orangensaft einnehmen. Unterm Strich empfiehlt die Deutsche Gesellschaft für Ernährung e. V. (DGE) Erwachsenen, täglich 100 Milligramm Vitamin C zu sich zunehmen. Dieser Tagesbedarf lässt sich mit dem Verzehr von ein bis zwei Orangen decken.

Vitamin E

Tocopherol, das Vitamin E, ist ein fettlösliches Vitamin, das eigentlich nur von Pflanzen gebildet werden kann, aber durch Futter auch in die Nahrungskette von Tieren gerät. Vitamin E schützt die wichtigen ungesättigten Fettsäuren (siehe Seite 119) vor Oxidation. Es trägt maßgeblich dazu bei, unsere Körperzellen vor oxidativem Stress zu schützen.

Gute Quellen für Vitamin E sind:

- Makrele
- Mandeln
- Haselnüsse
- Leinsamen
- Lauch
- Kürbis
- Himbeeren

Praxistipp: In Nahrungsergänzungsmitteln schlägt das BfR eine tägliche Höchstmenge von 30 Milligramm Vitamin E vor.

Wann ist eine Nahrungsergänzung sinnvoll?

Bei veganer Ernährung rate ich in jedem Fall zu einer Substitution mit Vitamin B_{12}, da es keine pflanzlichen Quellen für dieses Vitamin im eigentlichen Sinne gibt. Es findet sich vorrangig in Rinderleber und Rindfleisch und Fischprodukten wie Austern oder Makrele. Nur nach bakterieller Gärung können pflanzliche Lebensmittel wie Sauerkraut Spuren des Vitamins enthalten. Bei Vegetariern, schwangeren und stillenden Frauen sowie älteren Menschen wird eine Ergänzung mit täglich 4,0 bis 5,5 Mikrogramm Vitamin B_{12} empfohlen. Wobei bei der vegetarischen gegenüber der veganen Ernährung der Vitamin-B_{12}-Haushalt durch Verzehr von Milchprodukten und Eiern deutlich verbessert werden kann.

Wichtig: Bei einem Mangel an Vitamin B_{12} kann die schwefelhaltige Aminosäure Homocystein nicht mehr zu Methionin – eine wichtigen Aminosäure beim Aufbau von Eiweiß in unserem Körper – verarbeitet werden, der Homocysteinspiegel im Blut steigt. Folgen können Blutarmut, neurologische Störungen (Gedächtnisschwäche, Demenz), Depressionen und Sensibilitätsstörungen sein.

Vitamin D

Das Vitamin kann mithilfe der UV-Strahlung und durch Aufenthalt oder Sport im Freien über die Haut gebildet werden. Der Körper bildet so 80 bis 90 Prozent des Vitamins selbst. In den sonnigen Monaten März bis Oktober reichen täglich circa 25 Minuten im Freien aus, um genügend Vitamin D zu bilden. Der Körper sollte hierbei zu 25 Prozent unbedeckt sein, damit er das UV-Licht aufnehmen kann.

Unter den Nahrungsmitteln haben Seefische und Lebertran einen hohen Gehalt an Vitamin D, Champignons und Pfifferlinge können bei veganer Ernährung genutzt werden. Da jedoch die Aufnahme des Vitamins über die Ernährung nur zu maximal zehn Prozent möglich ist, sollte hier eher zu einer Substitution in Tablettenform geraten werden (täglich 1000 IE). Beispiel: Um 20 Mikrogramm (entspricht 800 IE) Vitamin D aufzunehmen, würden wir 600 Gramm Lachs, zwei Kilogramm Kabeljaufilet oder zwölf Eier benötigen.

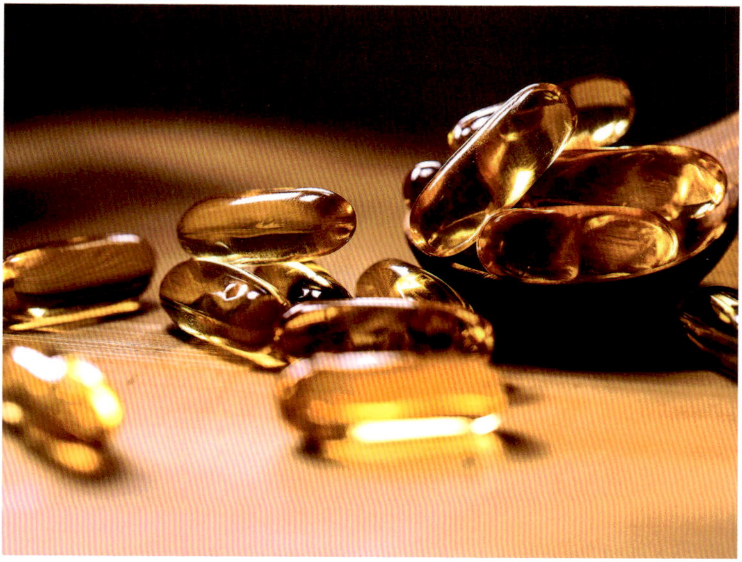

Da die Aufnahme von Vitamin D über die Ernährung nur zu maximal zehn Prozent möglich ist, kann eine Substitution ratsam sein

Die Symptome eines Mangels an Vitamin D können Infektanfälligkeit, Knochen- und Gliederschmerzen, eine Abnahme der Knochendichte, Störungen des Kalzium- und Phosphatstoffwechsels bis hin zu Haarausfall und Migräne sein.

Vitamin D hat insbesondere eine Auswirkung auf unsere Immunität. Es scheint die sogenannten T-Killerzellen zu aktivieren, die wichtig für die Bekämpfung von Bakterien, Viren und Krebszellen sind. Ferner soll das Vitamin eine regulatorische Wirkung auf Zytokine haben, die wiederum als Botenstoffe eine Wirkung auf entzündliche Prozesse haben wie auch auf den Zellzyklus und die Zellproliferation. Eigenschaften, die auch mit Blick auf die Endometriose bedeutsam sind.

Vitamin D kann Killerzellen für das Immunsystem aktivieren.

In einer großen amerikanischen Studie wurde 2013 der Einfluss einer Gabe von Vitamin D auf die Entstehung einer Endometriose untersucht. Hierzu wurden 70.556 Frauen über 14 Jahre untersucht. Ergebnis: Die Patientinnen mit den höchsten Vitamin-D-Werten wiesen tatsächlich eine 24 Prozent niedrigere Endometrioserate auf als Patientinnen mit den niedrigsten Vitaminspiegeln.

Praxistipp: Vitamin D sollte individuell dosiert werden, wenn es mit einer Nahrungsergänzung aufgenommen wird, denn bei einer Überdosierung kann es zu einer Anreicherung des Kalziumspiegels im Körper kommen. Der Kalziumspiegel kann im Zweifelsfall durch eine Blutentnahme bestimmt werden. Hierdurch verhindern Sie sowohl eine Unter- als auch eine Überdosierung.

Eine Überdosierung von Vitamin D kann laut Robert Koch Institut (2018) bei Patienten zu Übelkeit, Nierenschäden, Nierensteinen, aber auch zu Herzrhythmusstörungen und Tod führen.

Normwerte für das Gesamtkalzium im Serum

Untergrenze: 2,2 mmol/l (Millimol pro Liter)

Obergrenze: 2,65 mmol/l

Ein besonderes Superfood: Hafer

Ein Lebensmittel möchte ich als speziellen Tipp bei Endometriose zum Abschluss an Herz legen: In der TCM (siehe Seite 88) rät man generell zu einem warmen Frühstück, um den Körper auf Betriebstemperatur zu bringen. Wer schon einmal im asiatischen Raum Urlaub gemacht hat, war sicherlich zunächst verwundert, dass eine Vielzahl von teils scharfen Suppen und warmen Gerichten bereits zum Frühstück eingenommen wurde. Kein Marmeladenbrot oder Croissant wie bei uns.

Ein Rühr- oder Spiegelei, eine warme Suppe oder Porridge – clevere Frühstückslösungen bei Endometriose.

Auch bei Endometriose ist ein Superfrühstück im wahren Wortsinn tatsächlich ein wärmender Porridge. Nach der TCM ist Hafer das süßeste und auch wärmste Getreide unter den normalerweise als neutral hinsichtlich ihrer Wirkung geltenden Getreidearten. Hafer ist leicht verdaulich, Kuhmilch lässt sich gegen Hafer- oder Mandelmilch austauschen, was die Verdaulichkeit nochmals verbessert.

Hafer enthält vor allem reichlich B-Vitamine (B_1, B_2, B_6), zudem Vitamin E und Mineralien wie Spurenelemente: Eisen, Kalzium, Kalium, Phosphor, Kupfer, Zink, Mangan, Selen und Magnesium.

Magnesium spielt bei der Behandlung von krampfartigen Unterbauchschmerzen etwa bei einer Adenomyose eine Rolle. Seit Jahrzehnten wird der Mineralstoff zur Behandlung einer vorzeitigen Wehentätigkeit in der Schwangerschaft erfolgreich eingesetzt. Auch als Salz der Ruhe bezeichnet reduziert Magnesium das Risiko einer Frühgeburt und hat eine muskelentspannende Wirkung.

Bei krampfartigen Endometrioseschmerzen und vorzeitigen Wehen wenden wir in der Praxis eine Dosierung von 7,5 Millimol (mmol) zwei- bis dreimal täglich an. Falls es hierunter zu Durchfällen kommt, wird die Dosis reduziert.

Viele kennen Magnesium auch als Hilfsmittel nach dem Sport, ebenfalls um Krämpfen vorzubeugen. Weitere Behandlungsoptionen: Migräne und Spannungskopfschmerzen.

Praxistipp: Natürlich gibt es auch wunderbare magnesiumhaltige Nahrungsmittel: z. B. Nüsse wie Paranüsse und Erdnüsse, Samen und Saaten, Kakao und getrocknete Früchte wie Aprikosen.

Superfrühstück Porridge

Porridge weist in dieser Variante eine reduzierte Kalorienanzahl auf und hält lange satt.

Sie benötigen:

- 50 g feine Haferflocken (blütenzart)
- 150–200 ml Mandel- oder Hafermilch
- 1 Prise Salz
- einige Kokosflocken
- 1 Prise Zimt oder Kurkuma
- Honig oder Agavendicksaft
- Bioobst nach Wahl: z. B. Himbeeren, Blaubeeren oder Äpfel
- zum Knuspern: Walnüsse oder Cashews

So geht's: Die Haferflocken mit der Milch und Salz in einen Kochtopf geben und unter ständigem Rühren kurz aufkochen. Zwei bis drei Minuten köcheln und dann die weiteren Zutaten wie Kokosflocken, Gewürze und Süßmittel nach Geschmack zugeben. Pur oder abgerundet mit Obst und knusprigen Nüssen ist ein wunderbares Frühstück fertig.

Wichtig: Hafer ist glutenfrei. Allerdings sollten sich Menschen mit Glutenunverträglichkeit dennoch nach speziellen Haferprodukten umsehen, da es leider bei vielen Haferprodukten zu einer Kontamination mit glutenhaltigen Getreidesorten (Weizen, Dinkel oder Gerste) in der Lieferkette oder beim Anbau kommen kann.

Geeignete Sportarten und Übungen

Mehr Bewegung kann auch bedeuten: mehr Zeit ohne Handy & Co. nur für mich.

Sport ist ein wichtiger Faktor beim Kampf gegen die Endometriose. Eine Östrogendominanz (siehe Seite 21) beispielsweise durch Übergewicht stellt einen wichtigen Risikofaktor dar. Schon eine geringe Gewichtsabnahme von fünf bis zehn Kilogramm kann bei Patientinnen mit einem Körpermasseindex (Body-Mass-Index, BMI) über 30 enorme Auswirkungen hinsichtlich der Fruchtbarkeit und der Chance auf eine Schwangerschaft haben.

Der BMI ist ein Richtwert für das Verhältnis von Körpergewicht zu Körpergröße und errechnet sich nach der Formel: Körpergewicht (in Kilogramm) geteilt durch die Körpergröße (in Metern) zum Quadrat (Beispiel: 80 : 1,70 x 1,70 = 80 : 2,89 = BMI 28). Die Normwerte wurden durch die WHO festgelegt, ab einem BMI 30 gelten Menschen als fettleibig (adipös).

Für ein erfolgreiches Gewichtsmanagement kommt es nicht darauf an, welchen Sport Sie treiben, es sollte vor allem eine Sportart sein, die Ihnen Spaß macht und nicht einen weiteren Stressfaktor im Alltagsleben bedeutet. Das kann auch bedeuten: Ich nehme mir Zeit für mich, habe ein definiertes Zeitfenster ohne Handy, ohne meine übliche Arbeitswelt oder eine endlose Folge an Terminen. Es geht nicht um Höchstleistungen, sondern um schöne Körpererfahrungen.

Ein aktiver Skelettmuskel produziert – einer körpereigenen Apotheke gleich – zahlreiche antientzündliche Stoffe, welche unter anderem die Fettverbrennung steigern und gewichtsregulierend wirken. Chronischen Entzündungsprozessen, deren Risiko vor allem bei einem hohen Anteil an viszeralem Bauchfett in der Bauchhöhle enorm steigt, wird entgegengewirkt.

Sport führt dazu, dass der Muskel für seine Energiegewinnung viel Zucker aufnimmt, das bedeutet auch: Der Blutzuckerspiegel sinkt und einem Diabetesrisiko wird vorgebeugt, was insgesamt auch die weibliche Fruchtbarkeit verbessert.

Ein zusätzlicher positiver Effekt von Sport ist die Reduktion von Schlafstörungen. Eine im Jahr 2017 veröffentlichte Studie verglich 20 Patientinnen zwischen 26 und 32 Jahren, die eine milde bis mittlere Endometriose aufwiesen. Alle Frauen nahmen an einem achtwöchigen Trainingsprogramm teil, welches aus Haltungsübungen, Kraft-, Ausdauer-, Atemübungen und Entspannung sowie Dehnungen bestand. Nach dieser Zeit wiesen die Patientinnen eine signifikante Verbesserung ihrer Schmerzen und auch ihrer Körperhaltung auf. Die Wissenschaftler schlussfolgerten, dass Bewegung eine deutlich positive Auswirkung auf das Schmerzgeschehen hatte. Körperliche Aktivität kommt aber auch unserem Gehirn und dem Immunsystem insgesamt zugute.

Wichtig ist, dass man sich auf diese Zeit freut und regelmäßig körperlich aktiv ist. Beim Sport werden Glücksbotenstoffe ausgeschüttet, diese Endorphine bewirken eine Schmerzreduktion. Auf diese Weise kann auch der Entstehung von Depressionen vorgebeugt werden.

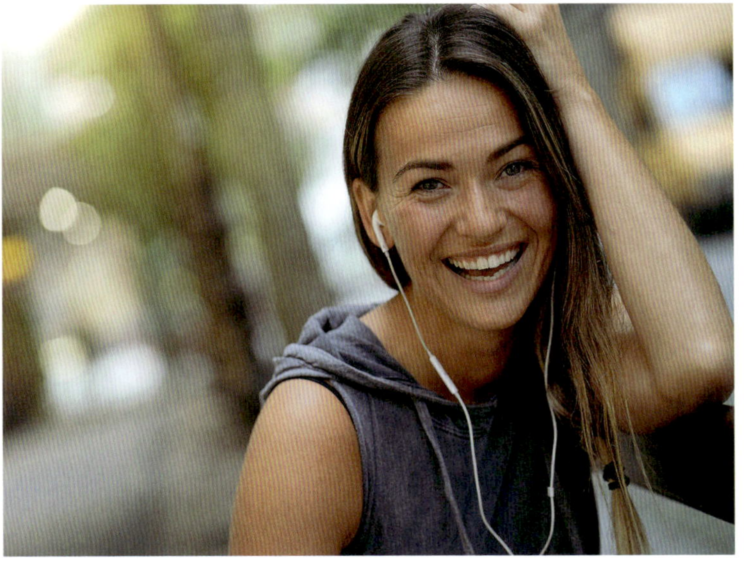

Beim Sport werden Glücksbotenstoffe ausgeschüttet!

Sport stärkt Körper und Geist, macht schlau und glücklich!

Neu gefühlte Lebendigkeit und Energie durch Sport verbessern Ihr Körper- und Selbstwertgefühl, halten ganzheitlich fit – körperlich, seelisch und geistig. Sie können beispielsweise Radfahren für sich entdecken oder etwas ganz Neues ausprobieren wie Bogenschießen, Kampfsport, Tanzen oder Yoga. Die Möglichkeiten sind vielfältig, einige Yogaübungen finden Sie ab Seite 147.

Bewegung im Wasser

Vielfach steht der innere Schweinehund einem erfolgreichen Start in einen Alltag mit mehr Bewegung im Wege. Aktivieren Sie doch eine Freundin oder Ihren Partner, zusammen macht Sporttreiben einfach mehr Spaß. Vielleicht schließen Sie sich auch einer Gruppe an, nehmen an einer Aquagymrunde teil oder treten einem Sportverein bei.

Schwimmen und Aquagymnastik sind durch die harmonischen Bewegungen im Wasser bei zugleich sehr geringem Verletzungsrisiko sehr gut geeignet bei Endometriose. Viele Muskelgruppen werden gleichzeitig trainiert, noch dazu brauchen Sie wenig Equipment und können unmittelbar und jahreszeitenunabhängig loslegen.

Praxistipp: Die Kombination von Wasseranwendungen und sportlicher Aktivität ist bei Endometriose ideal. Auch da Sie nach einer Operation zunächst nicht Joggen, Trampolinspringen oder andere Sportarten ausüben sollten, die Erschütterungen auf den Körper bedeuten.

Beckenbodentraining

Die Beckenbodenmuskulatur zu identifizieren, ist gar nicht so leicht. „Wo sitzen diese Muskeln?“, haben Sie sich vielleicht auch schon einmal gefragt. Oder: „Kann ich den Beckenboden überhaupt willentlich anspannen?“ Meine Antwort: Ja, Sie können, und das sogar jederzeit – ob im Auto vor der Ampel oder im Büro während eines Telefonats.

Eine Frau kann die Anspannung der Beckenbodenmuskulatur im Bereich des Damms auch ertasten (der Raum zwischen After und Scheide). Der Damm zieht sich bei der Anspannung nach innen. Wichtig für die Beckenbodenmuskulatur ist generell eine gute Haltung mit einem geraden Rücken.

Probieren Sie es doch gleich einmal aus: Dehnen und strecken Sie sich einmal und richten dann Ihren Oberkörper bewusst auf und atmen tief durch.

Praxistipp: Versuchen Sie einmal diesen Trick während des Wasserlassens, um den Beckenboden zu erspüren: Unterbrechen Sie den Urinstrahl. Neben dem Schließmuskel der Blase wird dabei auch Ihre Beckenbodenmuskulatur angespannt. Bei Aktivierung des Beckenbodens entsteht ein Gefühl, als würde man sich innerlich nach oben ziehen. Und jetzt wird es noch praktischer, die folgenden Übungen lassen sich problemlos in den Alltag integrieren.

Rote Ampel

Sie stehen vor der roten Ampel? Dann spannen Sie ab sofort öfter den Beckenboden an. Stellen Sie sich dabei beim Einatmen vor, Sie gehen in einen Lift und spannen mit jedem Stockwerk den Beckenboden etwas mehr an. Gehen Sie dabei langsam und behutsam vor. Der Aufzug fährt immerhin mehrere Etagen hoch und verweilt schließlich im zehnten Stockwerk. Der Beckenboden ist jetzt ganz hochgezogen. Diese Spannung wird für einige Sekunden gehalten, bevor Sie der Aufzug langsam wieder hinunterfährt. Entsprechend schrittweise den Muskeltonus wieder lösen und dabei langsam ausatmen.

Luftfahrrad

Legen Sie sich auf den Rücken und winkeln die Beine rechtwinklig an. Bewegen Sie nun langsam die Beine in der geistigen Vorstellung, dass Sie Rad fahren. Spannen Sie dabei den Beckenboden an. Üben Sie einige Minuten, solange es sich gut für Sie anfühlt. Als Variante können Sie auch für einige Minuten rückwärts in die gedachte Pedale treten.

Brücke bauen

Den Beckenboden kann man von außen nicht sehen, aber spüren. Regelmäßig willkürliches Anspannen und Lösen stärkt diese Muskelplatte und schenkt mehr Halt.

Legen Sie sich auf den Rücken und stellen die Beine hüftbreit auf. Jetzt spannen Sie den Beckenboden an, heben Sie mit dieser Anspannung den Po Richtung Decke. Oberkörper und Oberschenkel sollten eine Linie bilden. Atmen Sie währenddessen langsam und gleichmäßig weiter.

Diese Position halten Sie zehn Sekunden, bevor Sie wieder langsam in die Ausgangsposition zurückkehren. Wiederholen Sie diese Übung fünf- bis zehnmal.

Der Krauler

Auf den Bauch legen, Ihr Kopf liegt zwischen den Armen mit der Stirn am Boden und die Nasenspitze zeigt nach unten. Legen Sie sich ein weiches Handtuch oder eine kleine Decke unter den Kopf. Nun bringen Sie Spannung in den Körper, heben den Kopf mit Blick zum Boden und die Arme und Beine leicht schwebend über dem Boden an.

Beginnen Sie als Nächstes eine kleine schnelle Auf- und Abbewegung Ihrer Arme und Beine (Hackbewegungen). Diese Übung ist sehr anstrengend, macht aber durch ihre Intensität eine phantastische Körperspannung. Spannen Sie dabei den Beckenboden bewusst an und versuchen Sie, eine Minute durchzuhalten. Danach Arme, Beine und Kopf ablegen, pausieren und insgesamt fünfmal wiederholen.

Stressfreie Zone: Entspannung

Prüfungsstress in der Schule, bei der Ausbildung, im Studium, Überforderung am Arbeitsplatz und schließlich Burnout. Schlagworte, aber auch Lebenswirklichkeit in einer Leistungsgesellschaft. Stresssymptome verstärken sich, wenn man im jeweiligen Lebensabschnitt von einer chronischen Erkrankung wie der Endometriose betroffen ist.

In den nächsten Kapiteln möchte ich Ihnen bewährte Entspannungsverfahren zur Stressbewältigung vorstellen. Diese sind nicht nur als begleitende Therapie bei Endometriose nützlich, sondern können auch bei Angststörungen (Prüfungsangst) oder nach schwerer Erkrankung hervorragend angewendet werden. Sie dienen der Erfahrung des eigenen Körpers, z. B. dem Fühlen von vergessenen Muskelfunktionen, der Wahrnehmung der Atmung und schließlich der Ruhe und Entspannung.

Progressive Muskelrelaxation

Die Methode der progressiven Muskelrelaxation (auch progressive Muskelentspannung = PME) wurde von dem amerikanischen Arzt Edmund Jacobson (1888–1983) in den 1930er-Jahren entwickelt. Jacobson setzte seine Technik zunächst bei Angststörungen ein und hatte hierzu folgende Theorien: Menschen, die Angstgefühle spüren, sind angespannt. Ihr Muskeltonus ist aufgrund der Angst sehr hoch. Die zweite These: Nach einer bewussten Muskelanspannung ist die darauffolgende muskuläre Entspannung deutlich verbessert.

Daraus folgte die dritte These: Menschen, deren Muskeln entspannt sind, können nicht gleichzeitig große Angst spüren. Jacobson entwickelte bestimmte Übungsfolgen, die genau jenen Mechanismus ausnutzen sollten: Das muskuläre Loslassen sollte demnach auch ein inneres Lösen hinsichtlich Ängsten, aber auch depressiven Verstimmungen oder Schmerzen bewirken.

Wie wir heute wissen, führt nicht nur Angst, sondern auch Stress zu einer Erhöhung des Muskeltonus. Das Spüren einer willkürlichen Muskelanspannung und der darauffolgenden Entspannung hat für viele Menschen, die mit anderen Entspannungsmethoden nicht so gut zurechtkommen, eine hohe Akzeptanz.

Bei hohem Stresslevel ist die progressive Muskelentspannung eine gute Möglichkeit für Entspannung und Schmerzlinderung.

Praxistipp: Bei hohem Stresslevel, der wiederum eng in Verbindung auch mit der Endometriose steht, ist die PME hervorragend als Entspannungstechnik geeignet. Menschen, die beispielsweise nicht meditieren können oder wollen oder sich nur schlecht auf Phantasiereisen einlassen können, profitieren ebenfalls vom körperlich aktiven Wechsel aus Anspannung und Erholung einzelner Muskelgruppen – und finden über dieses aktive körperliche Üben oft einen guten Zugang auch zur inneren Entspannung. Einige Menschen schlafen sogar während des Übens ein.

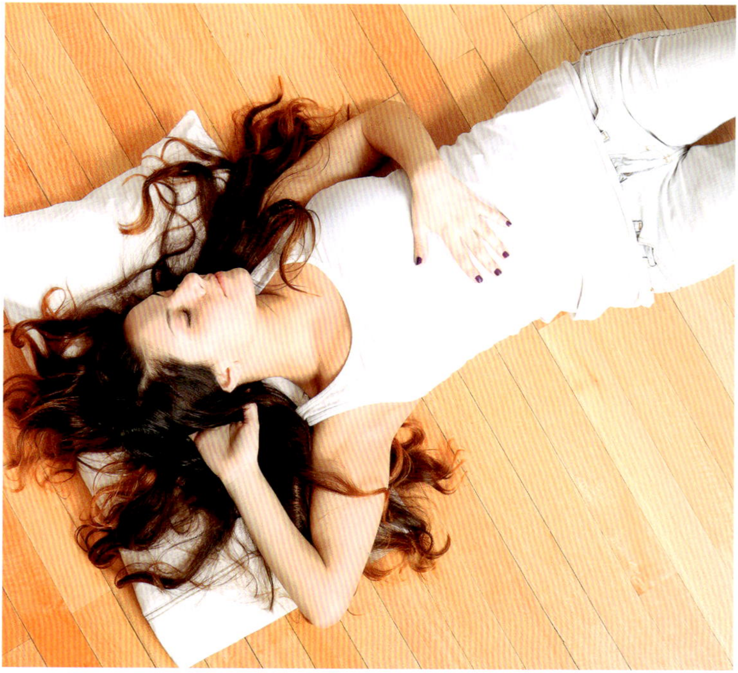

Progressive Muskelrelaxation dient der Erfahrung des eigenen Körpers und schließlich der Ruhe und Entspannung

Wirkungen der Progressiven Muskelrelaxation

- Stärkung der Selbstwahrnehmung und von Achtsamkeit dem eigenen Körper gegenüber
- Verbesserung der Durchblutung, spürbar durch Wärmeempfindungen oder Kribbeln
- Anregung der Verdauung, spürbar durch ein Glucksen und Blubbern im Bauch
- Beruhigung der Atmung mit gleichmäßiger Atemtiefe
- Reduktion von Stress- und Angstsymptomen
- Verringerung von Schmerzen
- Verbesserung der Lebensqualität

Sie benötigen für das Üben einen ruhigen Raum, in dem Sie nicht gestört werden können. Schalten Sie das Handy aus, tragen Sie bequeme Kleidung und nehmen störende Gegenstände wie Uhr oder Brille ab. Da Sie PME im Sitzen (praktisch für die Mittagspause im Büro) oder liegend durchführen können (für viele Menschen ist so schneller eine Entspannung zu erreichen), stelle ich Ihnen zunächst beide Ausgangspositionen vor:

Entspannungspositionen sollten immer angenehm und schmerzfrei sein.

Ausgangsposition im Sitzen

Die Füße müssen guten Kontakt zum Boden haben, sie sind etwas mehr als hüftbreit geöffnet. Die Knie sind im rechten Winkel gebeugt, die Sitzfläche sollte also nicht zu niedrig sein.

Die Handflächen liegen auf den Oberschenkeln, mit den Handflächen nach oben.

Der Rücken sollte aufrecht, aber gleichzeitig entspannt sein.

Ausgangsposition im Liegen

Legen Sie sich bequem auf den Rücken (z. B. auf eine Gymnastikmatte), die Füße kippen entspannt nach außen. Die Arme liegen seitlich neben dem Körper, die Handflächen zeigen zur Decke, die Finger sind entspannt. Falls Sie Schmerzen im Bereich des Nackens oder der Lendenwirbelsäule haben, können Sie ein Kissen in den Nacken oder auch eine Rolle unter die Kniekehlen legen. Hierzu können Sie auch einfach ein gerolltes Handtuch zur Hilfe nehmen.

Das Üben: PME in sieben Schritten

Nachdem Sie eine bequeme Position eingenommen haben, schließen Sie die Augen und hören Sie in den Körper hinein. Spüren Sie den Kontakt zur Unterlage, zum Boden: Wo befinden sich Spannungen oder Schmerzen?

Konzentrieren Sie sich nun nacheinander auf sieben verschiedene Muskelgruppen und gehen Sie dabei wie folgt vor: Die erste Muskelgruppe ist der dominante Arm, das ist bei Rechtshändern der rechte Arm, bei Linkshändern der linke. Spüren Sie sich in diesen Arm für 20 Sekunden hinein. Nach einem (gedachten) Signalwort spannen Sie den gesamten Arm intensiv an. Die Spannung sollte fünf bis sieben Sekunden gehalten werden, während Sie ruhig ein- und ausatmen. Hilfreich ist beispielsweise, bei der Anspannung die Hand zur Faust zu ballen und leicht nach innen zu drehen.

> Das Wechselspiel bewusster körperlicher Anspannung und darauffolgender Erholung überträgt sich erholsam auch auf innere Spannungszustände.

Nach der Anspannungsphase lösen Sie urplötzlich die aufgebaute Spannung und lassen Ihren Arm regelrecht fallen. Jetzt kommt die entscheidende Phase der Körperwahrnehmung: das Nachspüren. Nehmen Sie die Unterschiede zwischen der Anspannung zuvor und der sich jetzt einstellenden Entspannung wahr. Diese Phase sollte 40 bis 50 Sekunden andauern.

Auf diese Weise können Sie sich nun in sieben Schritten durch Ihren Körper arbeiten und sich dabei immer ausschließlich auf die Muskelgruppe konzentrieren, die gerade dran ist:

1. Beginn mit dem dominanten Arm: Ballen Sie die Hand zur Faust, beugen Sie den Ellenbogen ein wenig und drücken Sie ihn an den Körper.

2. Es folgt der gegenseitige Arm in gleicher Weise.
3. Als Nächstes folgt das Gesicht: Die Augenbrauen werden bei geschlossenen Augen hochgezogen, die Lippen werden zusammengepresst und die Mundwinkel nach hinten zu den Ohren gezogen (Breitmaulfroschmund). Sie können sich dabei auch vorstellen, in eine saure Zitrone zu beißen.
4. Weiter mit dem Nacken: Das Kinn wird zur Brust gezogen (Doppelkinn), der Nacken gegen eine gedachte Lehne beziehungsweise den Boden gedrückt. Die Schultern bewegen sich zu den Ohren.
5. Schultern und Rücken: Die Schulterblätter werden nach hinten zusammengezogen, gleichzeitig werden das Gesäß und die Bauchdecke angespannt.
6. Nun das dominante Bein: Die Ferse wird gegen den Boden gedrückt, der Vorderfuß wird herangezogen und die Zehen zusammengekrallt, als wollten Sie etwas mit den Füßen festhalten.
7. Es folgt das gegenseitige Bein in gleicher Weise.

Wenn Sie bei der letzten Muskelgruppe angekommen sind, fühlen Sie nochmals in den ganzen Körper hinein. Zum Abschluss folgt die Rücknahme: Die Hände werden zu Fäusten geballt und wieder gelöst, dieses wiederholen Sie bitte mehrmals. Dann räkeln Sie den ganzen Körper, atmen Sie tief ein und aus. Öffnen Sie die Augen und genießen Sie das neue Körpergefühl.

Autogenes Training

Begründer des autogenen Trainings (AT) ist der deutsche Psychiater Johannes Heinrich Schultz (1884–1970). Er beschäftigte sich intensiv mit dem Thema Hypnose und sah im autogenen Training eine Form der Selbsthypnose oder auch Autosuggestion.

Diese Entspannungstechnik wird von vielen Sportlern angewendet, da sie in schwierigen Situationen ein geeignetes Mittel sein kann, sich zu beruhigen, zu konzentrieren oder die Angst vor einer scheinbar aussichtslosen Situation zu überwinden. Hat man einmal diese Art der Selbsthypnose erlernt, kann man sich hervorragend vor dem viel zitierten Blackout schützen und gelassener beispielsweise in eine Prüfungssituation hineingehen.

Ähnlich der progressiven Muskelrelaxation kann man AT in einer sitzenden und liegenden Stellung durchführen. Geübt werden sollte dreimal täglich für einige Minuten, davon mindestens einmal sitzend und einmal liegend. Wichtig auch hierbei: eine bequeme Position und ein ruhiges Umfeld.

In der Regel wird eine bestimmte Abfolge von Übungen durchgeführt, dazu gibt es stets eine gleichbleibende Formel, mit der die Übung eingeleitet wird. Diese wird vom Therapeuten gesprochen und vom Übenden selbst reflektiert. Dabei wird jede einzelne Formel im stillen Nachdenken fünfmal hintereinander aufgesagt.

Man fängt zuerst mit einer Ruheübung an, die jeweils auch überleitend beim Übergang in einen nächsten Körperbereich genutzt werden kann. Die Formel lautet: „Ich bin ganz ruhig und entspannt." Nach der Ruheübung beginnt die Schwereübung. Hierbei konzentriert man sich auf den dominanten Arm. Die angewendete Formel lautet: „Der rechte (oder linke) Arm ist ganz schwer." Hierauf wechselt man die Konzentration auf den Arm der Gegenseite, dann auf das rechte Bein und das linke Bein. Abschließend kann eine Generalisierung erfolgen: „Mein ganzer Körper ist schwer."

In dem Bewusstsein der Formeln wiederholt man diese Übungen jeweils fünfmal und geht schließlich zurück in die Ruheübung: „Ich bin ganz ruhig und entspannt." Insgesamt sollte das Üben etwa zehn bis 15 Minuten dauern. Mehr ist nicht nötig, um einen tiefen Entspannungszustand zu erreichen.

Neben den Schwereübungen gibt es auch Wärmeübungen. Hierbei stellt man sich ein Wärmegefühl im jeweiligen Körperbereich vor. Beispiel: „Der rechte Arm ist ganz warm." Auch eine Kombination aus Schwere und Wärme ist möglich: „Beide Arme sind ganz schwer und warm."

Weitere Übungen, die nur unter therapeutischer Anleitung erfolgen sollten, sind die sogenannte Herzübung und Atemübungen. Durch die tiefen Entspannungszustände sind auch tiefe Emotionen möglich. Durch Therapeuten begleitet können jederzeit Reaktionen wie ein Unwohlsein oder womöglich aufkommende Ängste aufgefangen werden. Die Formel einer Herzübung lautet beispielsweise: „Das Herz schlägt ruhig und kräftig."

Ziel der sich anschließenden Atemübung ist es, natürliche Vorgänge der Atmung wie auch des Herzschlages (wieder) bewusst wahrzunehmen. Es geht dabei auch um die Achtsamkeit dem eigenen Körper gegenüber. Der Satz zur Atemübung lautet: „Die Atmung ist ruhig und gleichmäßig."

> Mit dem autogenen Training steigt die Achtsamkeit gegenüber körperlicher Funktionen, die wir allzu oft für zu selbstverständlich nehmen.

Das Üben mit AT lässt sich sinngemäß beliebig erweitern. Es gibt z. B. weitere Übungen für den Bauch oder auch Kälteübungen. Ähnlich der PME erfolgt am Schluss jeweils das Zurücknehmen. Hierzu werden die Hände zu Fäusten geballt. Man klopft sich (mehrfach) auf die Schultern und lässt dann die Arme locker in den Ruhezustand fallen.

Eine weitere Methode des Zurücknehmens ist es, die Hände zu Fäusten zu ballen und wieder zu öffnen. Danach werden die Arme mehrfach gebeugt und gestreckt. Wenn man sich in einer liegenden Position befindet, richtet man den Körper wieder auf. Man kommt also aus der tiefen Ruhe wieder in die Aktivität. Dann heißt es ein- und ausatmen, die Augen öffnen und gegebenenfalls reiben.

Praxistipp: Autogenes Training fördert die Konzentrationsfähigkeit und kann bei Endometriose helfen, in Phasen krampfartiger Schmerzen bewusst den Unterleib zu entspannen. Die Technik kann man über Bücher und mithilfe von DVDs oder beispielsweise Youtube-Videos selbst erlernen. Noch besser ist jedoch die Teilnahme an Gruppensitzungen mit einem erfahrenen Therapeuten oder einer kundigen Person.

Yoga für Körper und Seele

Yoga ist eine der ältesten Entspannungs- und Meditationstechniken der Menschheit. Es hat seine Wurzeln im Hinduismus und Buddhismus. Yoga ist eine philosophische Lehre, die geistige und körperliche Übungen mit Meditation und Askese vereinigt. Im Ursprung ging es um einen rein spirituellen Weg, der Menschen zur Erleuchtung führen sollte. Körperliche Übungen, die Asanas, dienten dazu, möglichst lange in der Mediationsstellung, dem Lotussitz, verweilen zu können.

Das klassische indische Yoga unterscheidet sich grundlegend von den bei uns praktizierten Techniken. Bei alledem erfordert Yoga keine Höchstleistung, sondern ist ein sanfter Weg zur Entspannung, auf dem man die Mobilität des Körpers neu entdeckt und erlernt.

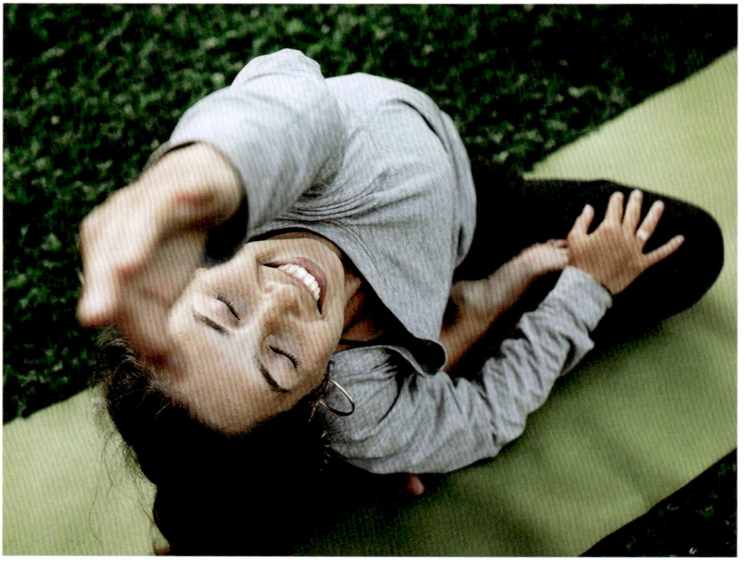

Yoga ist ein sanfter Weg zur Entspannung, auf dem man die Mobilität des Körpers neu entdeckt und erlernt

Durch unsere zumeist sitzenden Tätigkeiten verkürzen Muskeln und Sehnen. Daraus resultierende Schmerzen führen zu Schonhaltungen, die Beweglichkeit geht mehr und mehr verloren. Yoga mobilisiert die Gelenke, die Wirbelsäule und verbessert so auch die Körperhaltung. Es gibt wohl Hunderte von Yogaübungen für jede Muskel- und Gelenkgruppe. Ob bei Rückenschmerzen, Hüftbeschwerden oder Knieproblemen – es gibt vielfältige Varianten, die entsprechende Muskulatur zu aktivieren. Die neu gewonnene Mobilität vermittelt ein besseres Körpergefühl.

Die Atemübungen (Pranayama) und integrierten Meditationen haben eine Wirkung auf das parasympathische Nervensystem, den Gegenspieler des Sympathikus, der uns unter Stress mit Stresshormonen überflutet, Blutdruck und Atemfrequenz ansteigen lässt. Yoga hat hier eine positive Auswirkung, um den Körper, Geist und die Atmung in stressigen Situationen zu kontrollieren und wieder zu beruhigen. Eine große Studie aus China zeigte im Jahr 2018 beispielsweise, dass Yoga gute Wirkungen bei der Linderung von depressiven Symptomen und Ängsten vermitteln kann.

In Zusammenhang mit der Endometriose möchte ich Ihnen kurz drei Yogaformen vorstellen, die in letzter Zeit in Europa Furore machten, und zu denen es teilweise Studienbelege hinsichtlich der Reduktion von Unterbauchschmerzen und auch Verbesserung von prämenstruellen Beschwerden gibt. Die erste und im Westen sicherlich bekannteste Form ist Hatha Yoga. Sie umfasst Asanas, Bewegungsabläufe dazwischen (Vinyasa), die Pranayamas, Entspannungstechniken und Meditation.

Eine Studie von Andrea Gonçalves (2016) zeigte durch die Übungen des Hatha Yogas eine Verbesserung bei chronischen Unterbauchschmerzen. Auch die Lebensqualität insgesamt verbesserte sich im Vergleich zu einer Kontrollgruppe. Die Patientinnen der Yogagruppe hatten über acht Wochen an 90-minütigen Yogakursen zweimal wöchentlich teilgenommen. Die Kontrollgruppe praktizierte gar kein Yoga. Die Schmerzreduktion der chronischen Unterbauchbeschwerden war signifikant höher in der Yogagruppe als in der Kontrollgruppe. Das Wohlbefinden stieg, auch hinsichtlich der Sexualität.

Eine zweite Form zum Auspowern mit schweißtreibenden Übungen ist Power Yoga, wobei klassische körperliche Übungen (Asanas) in immer wieder neue Bewegungsabläufe einfließen (Flow). Dazu kommen intensive Atemtechniken und begleitende Musik, die körperliche Belastung dieser Variante ist hoch. Eine sehr tolle Yogatechnik für körperlich fitte Personen, bei Endometriose würde ich in der akuten Schmerzphase jedoch nicht zu Power Yoga raten. Extreme körperliche Belastungen sollten vermieden werden, weswegen Hatha Yoga die bessere Wahl ist.

Bei starken Endometrioseformen ist Hatha Yoga Hormon und Kundalini Yoga vorzuziehen; Yoga kann aber prinzipiell die Behandlung nicht ersetzen.

Die dritte populäre Form ist das Hormon Yoga, das in den 1990er-Jahren von der Brasilianerin Dinah Rodrigues entwickelt wurde. Diese Form soll das weibliche Hormonsystem positiv beeinflussen und somit bei z. B. dem prämenstruellen Syndrom, Wechseljahresbeschwerden und Schlafstörungen oder hohem Stresslevel helfen.

Es ist ein alternativmedizinisches Verfahren, zu dem es einzelne positive Fallberichte gibt, jedoch keine anerkannten wissenschaftlichen Studien. Eingesetzt werden Elemente aus dem klassischen Hatha Yoga sowie dem verwandten Kundalini Yoga, das allerdings in vielen Übungen dynamischer vorgeht und sich stark auf das Erspüren der eigenen Lebensenergie fokussiert. Kraftvolle Atemübungen sollen unter anderem dazu beitragen, dass innere Organe sanft massiert werden. Bei starken Beschwerden kann jedoch keine Yogaform die Behandlung ersetzen.

Praxistipp: Für Hormon und Power Yoga gilt: Bei akuten Schmerzphasen der Endometriose ist weniger mehr. Auch Hormon Yoga kann je nach persönlicher Situation zu intensiv und Hatha Yoga die bessere Wahl sein. Letztlich geht es also darum, das richtige Üben auf sich und die individuellen Gegebenheiten abzustimmen.

Spezielle Übungen bei Unterbauchschmerzen

Pranayamas werden die Atemübungen im Yoga genannt. „Prana“ bedeutet Lebensenergie, „Ayama“ wird mit Dehnung, Ausdehnung, Streckung und dem Sichöffnen übersetzt. Durch die verschiedenen Atmungstechniken sollen Körper und Geist miteinander verbunden, Schmerzen weggeatmet werden.

Stress und Verspannungen führen in der Regel zu einer vermehrten Brustatmung. Dabei werden die Zwischenrippenmuskeln angespannt, die Rippen heben sich und der Brustkorb wird vergrößert. Die Lunge liegt elastisch dem Brustkorb an, erweitert sich und die Luft wird angesaugt.

Bei der Bauchatmung oder Zwerchfellatmung zieht sich das Zwerchfell zusammen. Es entsteht ein Unterdruck, die Lunge dehnt sich aus und saugt Luft an. Das Ausatmen erfolgt durch Entspannung des Zwerchfells. Entspannt das Zwerchfell, spannt sich zugleich die Beckenbodenmuskulatur an und umgekehrt. Beide sind natürliche Gegenspieler.

Die Bauchatmung wird von uns automatisch im Schlaf angewendet, sie benötigt deutlich weniger Energie als die Brustatmung. Durch häufiges Sitzen atmen wir allerdings oft zu wenig tief in den Bauch und der Atem bleibt buchstäblich in der Brust stocken. Eine gute Atemtechnik bedingt wiederum eine gute Haltung. Eine gute Haltung beugt Verspannungen vor. Weniger Verspannung bedeutet weniger Schmerz – auch und gerade bei der Endometriose.

Tiefe Bauchatmung

Um die Bauchatmung bewusst zu üben, legen Sie sich mit dem Rücken auf eine Yoga- oder Gymnastikmatte. Nun legen Sie die linke Hand auf die Herzregion und die rechte Hand auf Ihren Bauch. Starten Sie mit zwei bis drei langsamen und tiefen Atemzügen.

> Tief in die auf dem Unterbauch liegende Hand zu atmen, löst Spannungen.

Atmen Sie durch die Nase ein und durch den Mund aus. Stellen Sie sich vor, Sie atmen in die rechte Hand – tief in den Bauch hinein. Fühlen Sie, wie sich der Bauch vorwölbt. Versuchen Sie, den Brustkorb ruhig zu halten und sich rein auf den Bauch zu konzentrieren. Atmen Sie normal weiter. Drücken Sie dann fest den Rücken gegen den Boden, um unmittelbar danach die Rückenmuskeln wieder zu entspannen. Wiederholen Sie diese Form der Bauchatmung insgesamt fünfmal.

Liegender Schmetterling

Auf den Rücken legen und dabei eine weiche Rolle oder ein Kissen unter dem Rücken platzieren. Alternativ können Sie eine Decke zusammenrollen und sich längs mit dem Rücken vorsichtig darauflegen.

Stellen Sie nun die Füße auf und öffnen Sie die Beine sanft nach außen, die Knie senken sich seitwärts Richtung Boden und können beispielsweise mit Yogablöcken oder dicken Kissen gestützt werden. Die Fußsohlen der Füße berühren sich, die Oberschenkelinnenseiten dehnen sich weit auf.

Der liegende Schmettterling

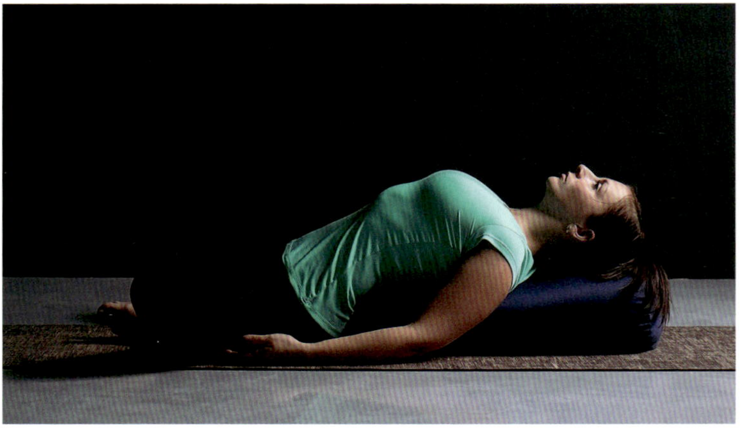

Strecken Sie nun sanft die Arme nach außen, die Handrücken liegen auf dem Boden. Da Sie mit dem Rücken auf der Rolle oder dem Kissen liegen, entsteht eine das Herz öffnende Dehnung auf der Oberkörpervorderseite. Untrainierten kann dies zunächst recht anstrengend erscheinen. Lassen Sie sich deswegen Zeit und gehen Sie langsam und behutsam vor. Atmen Sie sanft ein und aus, schließen Sie die Augen und lassen sich fallen. Starten Sie mit drei bis fünf Minuten, wenn Sie sich wohlfühlen, können Sie auch länger entspannt verweilen.

Beine hoch: Legs up the wall

Eine sehr einfache Übung, die Sie vielleicht nach dem Sport, nach der Arbeit oder bei schweren Beinen schon einmal gemacht machen. Es werden die seitlichen Nackenmuskeln und der Rücken gedehnt. Blut und Lymphe fließen aus den Beinen in den Stamm. Diese Übung kann unterstützen, wenn Sie Kopfschmerzen, Schlafstörungen haben oder sich unter Druck fühlen.

Legen Sie einen Yogabolster oder ein dickes Kissen etwa zehn bis 15 Zentimeter von einer Wand entfernt auf den Boden. Das Kissen sollte parallel zur Wand liegen. Rollen Sie sich nun mit dem unteren Rücken auf den Bolster oder das Kissen und strecken Sie die Beine nach oben gegen die Wand, sodass die Fersen die Wand berühren.

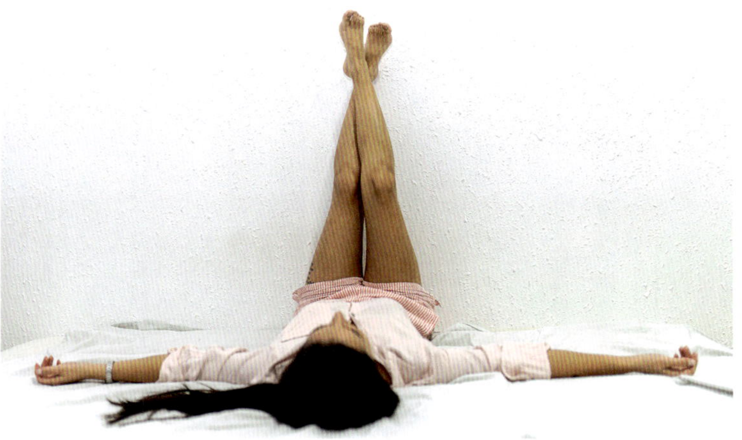

Legs up the wall

Die Arme liegen seitlich und zeigen mit den Handflächen nach oben. Der untere Rücken sollte entspannt im Kissen liegen, damit eine bequeme Liegeposition besteht. Augen schließen und diese Position für zehn Minuten halten. Zum Ende die Beine anwinkeln und zu einer Seite abrollen.

Stellung des Kindes in unterstützter Form

Bei dieser Übung benötigt man ebenfalls einen Bolster oder mehrere große Kissen. Diese Entspannungsübung eignet sich bei schmerzhaften Regelblutungen. Ausgenutzt wird die körpereigene Wärme, die entspannend auf den Genitalbereich und den Bauch wirkt. Die Übung lockert zudem Rücken, Schultern und die Nackenmuskulatur.

Setzen Sie sich langsam auf Ihre Fersen, die Knie können mit einer Decke oder einem Kissen abgepolstert werden und sind etwas mehr als beckenbreit geöffnet. Legen Sie nun ein großes Yogabolster oder Kissen der Länge nach zwischen die Oberschenkel. Atmen Sie aus und legen sich mit dem gesamten Oberkörper auf das Kissen. Legen Sie Ihren Kopf seitlich auf das Kissen und strecken die Arme entspannt nach vorne.

Variante: Wenn tiefes Liegen zu anstrengend ist, können Sie einen oder zwei Yogablöcke zusätzlich unter das Kissen oder den Bolster legen, sodass Ihr Oberkörper höher liegt und entspannt ruhen kann. Konzentrieren Sie sich nur auf die Atmung und lassen den Körper in das Kissen versinken.

Drehen Sie Ihren Kopf nach einigen Minuten auf die andere Seite, sodass sich die Nackenmuskulatur beidseits entspannen kann. Kehren Sie abschließend langsam in die sitzende Ausgangsposition zurück.

Malasana: Tiefe Hocke

Diese Yogaübung ist ideal bei Unterbauch- und Periodenschmerzen und wird ferner zur Geburtsvorbereitung empfohlen. Die Yogastellung ähnelt dabei der Haltung eines hockenden Menschen bei seinem Stuhlgang im ländlichen Indien. In der Geburtshilfe nutzt man bei einer Hockergeburt diese Haltung, um die Geburtsschmerzen zu lindern und den Druck des Kindes auf den Beckenboden auszunutzen.

Die tiefe Hocke ist eigentlich auch eine normale Ruheposition von Kindern, die sich beispielsweise im Freien mangels einer Sitzgelegenheit im wahrsten Sinne des Wortes hinhocken. Diese Yogahaltung öffnet das Becken und sollte nicht bei Knieproblemen angewendet werden. Sie stärkt die Oberschenkel, das Gesäß, die Rumpfmuskulatur, entspannt die untere Rückenmuskulatur und fördert eine gerade Körperhaltung.

Die Füße sollten bei der Übung hüftbreit flach auf dem Boden stehen, die Knie und Fußspitzen zeigen nach außen, dann gehen Sie tief in die Hocke hinein. Falls das nicht sofort gut gelingt, experimentieren Sie mit der Stellung der Füße. Vielleicht müssen Sie diese etwas mehr nach außen rotieren oder die Beine breiter spreizen. Es kommt letztlich auf die Beweglichkeit der Hüften und das Gleichgewicht an.

Versuchen Sie Ihr Gewicht möglichst Richtung der Zehen zu lenken und nicht auf die Fersen. Die Ellenbogen sollten vor die Knie gelangen, als wollten Sie mit den Ellenbogen die Knie noch weiter nach außen drücken. Die Hände ruhen vor der Brust in Namastehaltung: Namaste ist die typische indische Grußhaltung, bei der die Handinnenflächen in der Nähe des Herzens zusammengeführt werden, der Kopf wird leicht gebeugt. Der Blick sollte geradeaus sein, Sie dürfen die Augen auch schließen – und einfach nur entspannen.

Für alle Übungen gilt: Gehen Sie behutsam vor und finden Sie stets die für Sie angenehme Position. Es geht nicht um Leistung, sondern um schöne Erfahrungen mit dem eigenen Körper

Nachwort

Suchen Sie einen Arzt oder eine Ärztin Ihres Vertrauens auf oder wenden Sie sich an einen auf Endometriose spezialisierten Facharzt. Grundsätzlich gilt: Nach einer Endometrioseoperation sollte immer eine hormonelle Behandlung erfolgen.

Für eine hormonelle Folgetherapie, wie in diesem Ratgeber beschrieben, existieren unzählige Auswertungen vieler wissenschaftlicher Studien, die deren Wirkung beweisen. Operation und Folgetherapie bilden stets ein Team, das eine ist ohne das andere nicht sinnvoll. Gerade die Folgetherapie sorgt dafür, dass Ihre Erkrankung nicht immer wieder in der fruchtbaren Lebensphase beziehungsweise der Zeit der Kinderwunschplanung auftritt.

Ich möchte Ihnen Mut zusprechen, wenn Sie genau in dieser Situation sind. Immer wieder machen sich Frauen Sorgen über ihren Kinderwunsch. Ja, der Weg kann mit Endometriose schon einmal schwieriger werden, aber meistens ist der Kinderwunsch erfüllbar. Der Rat einer möglichst raschen Schwangerschaft ist dagegen bei jungen Patientinnen nicht angebracht, eine suffiziente Folgetherapie ist wichtiger als eine unrealistische Lebensplanung. In schwierigen Fällen unterstützt das gute Teamwork zwischen dem behandelnden Endometriosezentrum und der Kinderwunschpraxis.

Natürlich macht eine Endometriose auch Schmerzen und Schmerzen können häufig zu einer Depression und zu verminderter Lebensqualität führen. Wir müssen und können diesen Regelkreis jedoch durchbrechen. Dabei können Sie selbst neben einer guten Schmerztherapie auch ergänzende Möglichkeiten der Stressreduktion nutzen. Vielen Frauen helfen Entspannungstechniken oder auch Verfahren aus der traditionellen chinesischen wie ayurvedischen Medizin.

Falls Sie sich überfordert von Ihrer Erkrankung fühlen, machen Sie sich bitte bewusst, dass sich im Leben schon einmal Berge auftürmen, die man nicht alleine bezwingen kann und muss. Holen Sie sich neben der medizinischen auch eine professionelle psychologische Unterstützung.

Kleine Schritte im Alltag unterstützen zusätzlich: Ernähren Sie sich bewusst und setzen Sie dabei auf eine gesunde jahreszeitliche Ernährung mit mediterraner Prägung. Viele Tipps zu empfehlenswerten Lebensmitteln finden Sie in diesem Buch. Gleiches gilt für körperliche Aktivitäten, denn auch Sport stärkt das Immunsystem und reduziert Schmerzen. Bei allem, was Sie im Alltag tun, geht es dabei nie um Leistung, sondern um ein gutes Körpergefühl, Stressabbau und Freude an der Bewegung.

Ich wünsche Ihnen viele Gedankenanstöße durch diesen Ratgeber, finden Sie Ihren ganz individuellen Weg, mit dieser Krankheit umzugehen. Sie sind nicht alleine! Neben Selbsthilfegruppen stehen wir Frauenärzte und -ärztinnen Ihnen zur Seite. Werden Sie aktiv, sprechen Sie im Zweifelsfall Ihren Arzt direkt an und arbeiten Sie gemeinsam an einer für Sie passgenauen Lösung. Viele kleine Bausteine werden dabei zu einem großen Haus, in dem Sie und Ihr Körper sich wieder wohlfühlen.

Viel Erfolg auf Ihrem Weg!

Fachliteratur

Akupunktur bei Endometriose

Mira TAA et al.: Systematic review and meta-analysis of complementary treatments for women with symptomatic endometriosis. Int J Gynaecol Obstet 2018; 143(1):2-9.

Molsberger AF et al.: Designing an acupuncture study: II. The nationwide, randomized, controlled german acupuncture trials on low-back pain and gonarthrosis. J Altern Complement Med 2006; 12(8):733-742.

Xu Y et al.: Effects of acupuncture for the treatment of endometriosis-related pain: a systematic review and meta-analysis. PLoS One 2017; 12(10):e0186616.

Depression und Endometriose

Gambadauro P, Carli V, Hadlaczky G: Depressive symptoms among women with endometriosis: a systematic review and meta-analysis. Am J Obstet Gynecol 2019; 220(3):230-241.

Zou L et al.: Effects of meditative movements on major depressive disorder: a systematic review and meta-analysis of randomized controlled trials. J Clin Med. 2018;7 (8):195.

Endometriosetheorien

Russel W: Classic pages in obstetrics and gynecology. Aberrant portions of the müllerian duct found in an ovary. William Wood Russell Johns Hopkins Hospital Bulletin vol. 10, pp. 8-10, 1899. Am J Obstet Gynecol 1979; 134(2):225-256.

Sampson JA: Peritoneal endometriosis due to the menstrual dissemination of endometrial tissue into the peritoneal cavity. Am J Obs Gynecol 1927; 14:422-469.

Saridogan E: Endometriosis in teenagers. Womens Health (Lond) 2015; 11(5):705-709.

Endometriosetherapien

Diagnosis and therapy of endometriosis. Guideline of the DGGG, SGGG and OEGGG. S2k Level, AWMF Registry No. 045/015; August 2020. https://awmf.org/leitlinien/detail/II/015-045.html

Moehner S et al.: Long-term treatment of endometriosis with dienogest: real-world results from the VIPOS study. Journal of Endometriosis and Pelvic Pain Disorders 2021; 13(2):104-110.

Nawrocka-Rutkowska J et al.: Evaluation of the diagnosic accuracy of the interview and physical examination in the diagnosis of endometriosis as the cause of chronic pelvic pain. Int J Environ Res Public Health 2021; 18(12):6606.

Petraglia F et al.: Reduced pelvic pain in women with endometriosis: efficacy of long-term dienogest treatment. Arch Gynecol Obstet 2012; 285(1):167-173.

Römer T: Long-term treatment of endometriosis with dienogest: retrospective analysis effiacy and safety in clinical practice. Arch Gynecol Obstet 2018; 298(4):747-753.

Ernährung bei Endometriose

Amini L et al.: The effect of combined vitamin C and vitamin E supplementation on oxidative stress markers in women with endometriosis: a randomized, triple-blind placebo-controlled clinical trial. Pain Res Manag 2021; 2021:5529741.

Dinu M et al.: Mediterranean diet and multiple health outcomes: an umbrella review of meta-analyses of observational studies and randomised trials. Eur J Clin Nutr 2018; 72(1):30-43.

Harris HR et al.: Fruit and vegetable consumption and risk of endometriosis. Hum Reprod 2018; 33(4):715-727.

Lasco A, Catalano A, Benvenga S: Improvement of primary dysmenorrhea caused by a single oral dose of vitamin D: results of a randomized, double-blind, placebo-controlled study. Arch Intern Med 2012; 172(4):366-367.

Missmer SA et al.: A prospective study of dietary fat consumption and endometriosis risk. Hum Reprod 2010; 25(6):1528-1535.

Nirgianakis K et al.: Effectiveness of dietary interventions in the treatment of endometriosis: a systematic review. Reprod Sci 2021; doi.org/10.1007/s43032-020-00418-w.

Ott J et al.: Endometriosis and nutrition – recommending a mediterranean diet decreases endometriosis-associated pain: an experimental observational study. J Aging Res Clin Practice 2012; 1(2):162-166.

Parazzini F et al.: Selected food intake and risk of endometriosis. Hum Reprod 2004; 19(8):1755-1759.

Vennberg Karlsson J, Patel H, Premberg A: Experiences of health after dietary changes in endometriosis: a qualitative interview study. BMJ Open 2020;10:e032321.

Willet WC, Ludwig DS: Milk and health. N Engl J Med 2020; 382:644-654.

Wu Z et al.: Effect of vitamin D supplementation on pain: a systematic review and meta-analysis. Pain physician 2016; 19(7):415-427.

Yamamoto A et al.: A prospective cohort study of meat and fish consumption and endometriosis risk. Am J Obstet Gynecol 2018; 219(2):178.e1-178.e10.

Hormonelle Therapie

Casper RF: Progestin-only pills may be a better first-line treatment for endometriosis than combined estrogen-progestin contraceptive pills. Fertil Steril 2017; 107(3):533-536.

Karlsson T et al.: Time-dependent effects of oral contraceptive use on breast, ovarian and endometrial cancers. Cancer Res 2021; 81(4):1153-1162.

Ota Y et al.: Long-term administration of dienogest reduces recurrence after excision of endometrioma. Journal of Endometriosis and Pelvic Pain Disorders 2015; 7(2):63-67.

Sport und Immunsystem

Armour M et al.: Exercise for dysmenorrhoea. Cochrane database of systematic reviews 2019; 9:CD004142.

Pedersen BK: Muscle as a secretory Organ. Compr. Physiol 2013; 3(3):1337-1362.

Yoga bei Endometriose

Gonçalves AV, Barros NF, Bahamondes L: The practice of hatha yoga for the treatment of pain associated with endometriosis. J Altern Complement Med 2017; 23(1):45-52.

Adressen, die weiterhelfen

Deutsche Gesellschaft für Ernährung e. V.
Godesberger Allee 136
53175 Bonn
Tel.: 0228 3776 600
www.dge.de

Endometriose Vereinigung Deutschland e. V.
Bernhard-Göring-Str. 152
04277 Leipzig
Tel. 0341 3065304
www.endometriose-vereinigung.de

Stiftung Endometriose Forschung
Lange Str. 38
26655 Westerstede
Tel. 04488 503230
www.endometriose-sef.de

Register

Bibliografische Information der Deutschen Nationalbibliothek
Die Deutsche Nationalbibliothek verzeichnet diese Publikation in der deutschen Nationalbibliografie; detaillierte bibliografische Daten sind im Internet über http://dnb.ddb.de/ abrufbar.

ISBN 978-3-8426-3085-7 (Print)
ISBN 978-3-8426-3086-4 (PDF)
ISBN 978-3-8426-3087-1 (EPUB)

Abbildungen:
Titelmotiv: shutterstock.com – Mikhaylovskiy, Ceri Breeze, Kamil Hajek
Dr. med. Wilfried Hohenforst: 7
stock.adobe.com: eddows: 8/9; rumruay: 11, 30; Henrie: 12; Lavreteva: 17; designua: 23; bilderzwerg: 32, 36; pilarmartinez. 38; saksit kuson/EyeEm: 42/43; Pixel-Shot: 68/69; Dozey: 71; behewa: 75; do-stockfoto: 78; Sonja Birkelbach: 80; aboikis: 82; marysckin: 87; ntramy: 91; photophonie: 95; pilipphoto: 98; Africa Studio: 100; Denys Kurbatov: 102/103; anna_shepulova: 116; Pixel-Shot: 121; Cozine: 128; goodluz: 133; Spectral-Design: 138; leonidkos: 144; Victor Koldunov: 148; Ivana: 149
Praxis Dr. Hohenforst/Dr. Maubach, Mönchengladbach: Ultraschallbild Endometriosezyste S. 31
Mein besonderer Dank gilt Prof. Dr. Thomas Römer, Evangelisches Krankenhaus Köln, für die Überlassung seiner Laparoskopiebilder: S. 33, 39, 40

Originalausgabe

Die Ratgebermarke der Schlüterschen Fachmedien GmbH
Hans-Böckler-Allee 7, 30173 Hannover
www.humboldt.de
www.schluetersche.de

Aus Gründen der besseren Lesbarkeit wurde in diesem Buch die männliche Form gewählt, nichtsdestoweniger beziehen sich Personenbezeichnungen gleichermaßen auf Angehörige des männlichen und weiblichen Geschlechts sowie auf Menschen, die sich keinem Geschlecht zugehörig fühlen.
Autor und Verlag haben dieses Buch sorgfältig erstellt und geprüft. Für eventuelle Fehler kann dennoch keine Gewähr übernommen werden. Weder Autor noch Verlag können für eventuelle Nachteile oder Schäden, die aus in diesem Buch vorgestellten Erfahrungen, Meinungen, Studien, Therapien, Medikamenten, Methoden und praktischen Hinweisen resultieren, eine Haftung übernehmen. Insgesamt bieten alle vorgestellten Inhalte und Anregungen keinen Ersatz für eine medizinische Beratung, Betreuung und Behandlung.
Etwaige geschützte Warennamen (Warenzeichen) werden nicht besonders kenntlich gemacht. Daraus kann nicht geschlossen werden, dass es sich um freie Warennamen handelt.

Lektorat: Pepe Peschel, pepe die redaktion für gesundheit & medizin, München
Layout: Groothuis, Lohfert, Consorten, Hamburg
Covergestaltung: Zero, München
Satz: Die Feder, Konzeption vor dem Druck GmbH, Wetzlar
Druck und Bindung: Gutenberg Beuys Feindruckerei GmbH, Langenhagen